川島隆太（東北大学教授）監修

JN051261

川島隆太教授の

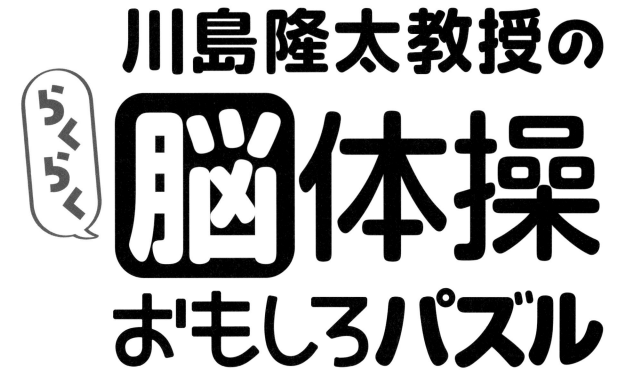

らくらく 脳体操 おもしろパズル

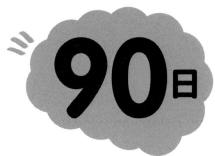

90日

もくじ

Gakken

「脳体操」で楽しくトレーニング！　脳を元気に!!

東北大学教授　川島隆太

　歳を重ねていくうちに、人の名前が思い出せなかったり、物忘れをしたりと、脳の衰えを感じたことはありませんか。このような衰えはすなわち**「脳の前頭前野の働きが低下した」ことが原因**なのです。

　脳の前頭葉にある「前頭前野」は、ものを考えたり、記憶、感情のコントロール、人とのコミュニケーションなど重要な働きをしています。ここを健康に保つことが、社会生活を送るうえで最も重要なポイントです。

　しかし、テレビだけを見て一日中過ごしたり、人と会話をする機会が減ったり、手紙など手書きで文章を書く習慣も少なくなっていくと、脳の前頭前野の働きがどんどん低下していくことになります。

　そこで皆さんにやっていただきたいのが本書の「脳体操」です。人間の体と同様、脳を動かすトレーニングによって脳が活性化し、**「働く脳」へと生まれ変わらせる**ことができるのです。

　脳が担う情報処理や判断、行動や感情の制御といった脳機能の中枢が前頭前野です。本書の「脳体操」で前頭前野を鍛えていきましょう。楽しみながら毎日続けることで、脳がどんどん元気になりますよ。

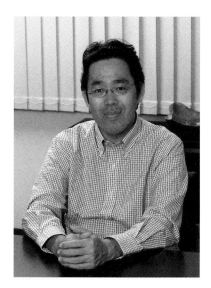

川島隆太教授
東北大学　加齢医学研究所所長

「脳体操」で脳がいきいき活性化！

　脳の前頭葉の活性化について、多数の実験を東北大学と学研との共同研究によって行いました。

　実験は、本書と同様のイラスト間違い探し、熟語や漢字の読み書き、簡単な計算の作業について、脳の血流の変化を「光トポグラフィ」という装置で調べました（下の写真）。その結果、下の画像のとおり、安静時に比べて問題を解いているときは、脳の前頭葉の血流が増え、活性化していることが脳科学によって判明したのです。

　本書は、脳を元気にする様々な「脳体操」を掲載しています。気楽に遊び感覚で取り組めるものばかりですから、楽しみながら毎日続けていきましょう。

「脳活性」実験の様子

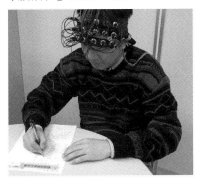

「光トポグラフィ」という装置で脳血流の変化を調べます。本書にあるパズルが、前頭葉の活性化に効果があることが実験でわかりました。

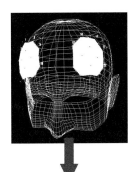

安静時の脳
白く表示されているのは、脳が安静時の状態にあることを示しています。

前頭葉の働きが活発に！

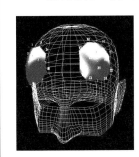

パズルを解いているとき
問題に取り組むと、前頭葉の血流が増え脳が活性化します。

短い時間でOK！　集中して速く解きましょう

　脳を元気にする本書の「脳体操」は、初めての方から取り組める簡単なトレーニングです。トレーニングといっても、文字やイラスト、数字の単純なパズルで、どれも楽しいものばかりですよ。

　実は、こうしたパズルをやるときに、脳が非常に活性化することがわかっています。解くのに時間がかかる難しい問題よりも、いたって簡単なパズルをどんどん解くほうが、より脳を活性化させることが証明されているのです。

　トレーニングの重要なポイントは１つです。

　それは、**パッパッパッとできるだけ速く解く**こと。

　脳のトレーニングは、学校のテストと違って、正解を出すことはあまり重要ではありません。間違えることをおそれて慎重に答えるのではなく、できるだけ速く問題を解くことが重要です。なぜなら、できるだけ速く解くことで、脳の情報処理速度がアップするからです。頭の回転力がどんどん向上し、前頭前野の働きがアップ！　脳をどんどん元気にさせます。

脳体操の重要ポイント

その1　集中して速く解く！

➡ 脳の情報処理力が向上します

本書の「脳体操」は、集中して速く行うことで、より効果を発揮します。**短い時間で集中し、全力を出す**ことが脳の機能を向上させるために重要なのです。

　慣れてくると、「もっとたくさんの問題を解きたい」「たくさんやるほどいい」という気持ちになるかもしれませんが、とにかく短時間でスピーディーにやることが脳の働きをよくするコツです。

　そして、「脳体操」は**毎日続けることが重要**です。２～３日に１回とか、たまにやる程度では、その効果は発揮されません。自分のやりやすい時間帯に１日１回、短時間で集中して「脳体操」を行うことを毎日の日課に取り入れ、習慣づけましょう。継続することが、脳の健康を守ることにつながります。

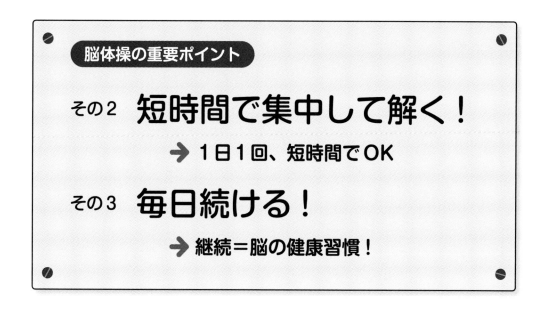

脳体操の重要ポイント

その2　**短時間で集中して解く！**

➜　１日１回、短時間でOK

その3　**毎日続ける！**

➜　継続＝脳の健康習慣！

1 四字熟語パズル

●漢字を正しく並べ替えて、□に四字熟語を書きましょう。また、その読みを書きましょう。

① 新 温 知 故

読み（　　　　　　　　　　）

② 結 団 一 致

読み（　　　　　　　　　　）

③ 朝 暮 三 四

読み（　　　　　　　　　　）

④ 日 月 進 歩

読み（　　　　　　　　　　）

⑤ 大 小 針 棒

読み（　　　　　　　　　　）

⑥ 楽 喜 哀 怒

読み（　　　　　　　　　　）

⑦ 同 異 口 音

読み（　　　　　　　　　　）

⑧ 東 古 西 今

読み（　　　　　　　　　　）

⑨ 百 百 中 発

読み（　　　　　　　　　　）

⑩ 山 風 火 林

読み（　　　　　　　　　　）

答え ▶ P.96

2 イラスト間違い探し

● 下の絵には5か所、上と異なる部分があります。それを探して〇で囲みましょう。

正

間違い
5か所

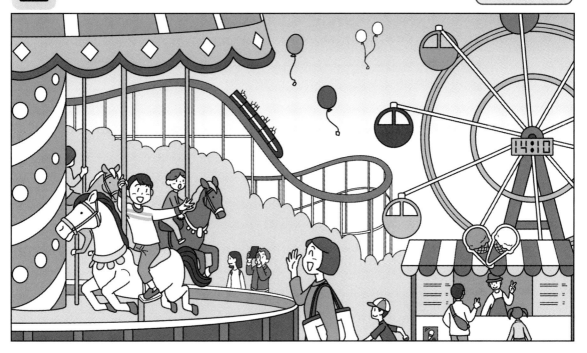

誤

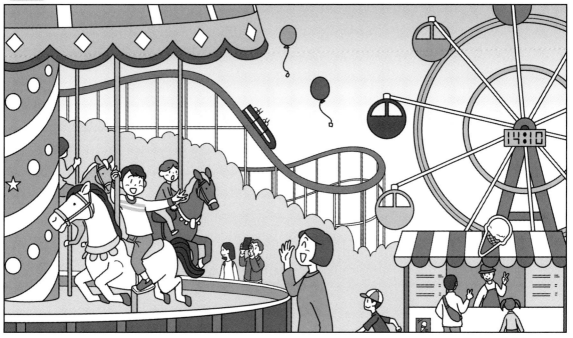

3 サイコロの目の合計

● サイコロの目のそれぞれの合計を答えましょう。（例／⚁が5個なら合計10）

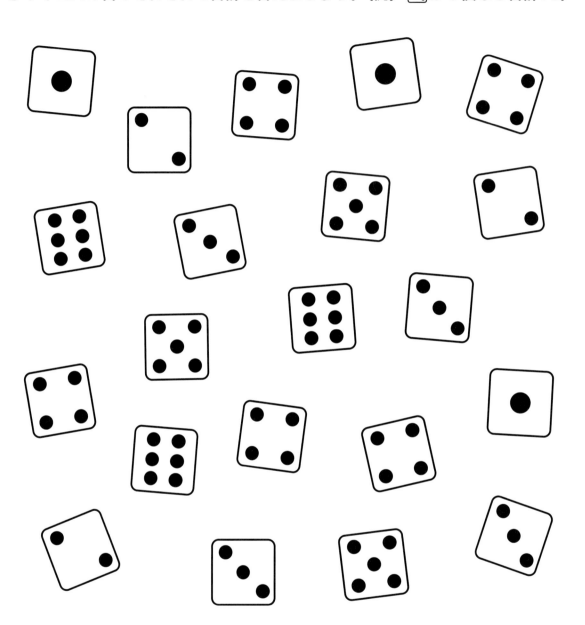

⚀の目の合計	⚁の目の合計	⚂の目の合計
⚃の目の合計	⚄の目の合計	⚅の目の合計

4 漢字合体パズル

●バラバラになったピースを合体してできる漢字1字を書きましょう。

①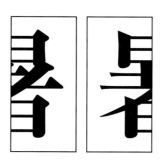

②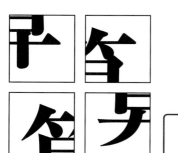

③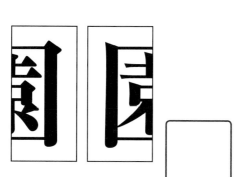

④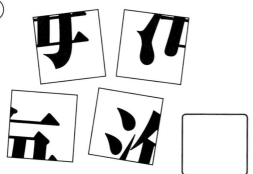

⑤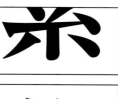

⑥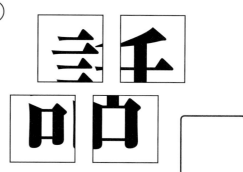

⑦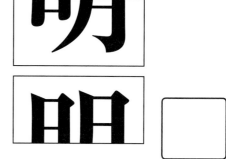

⑧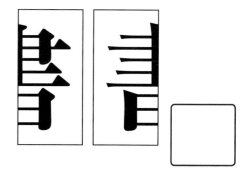

答え ▶ P.97

5 仲間はずれ探し

● 下の絵の中に、1つだけ違うものがあります。それを探して○で囲みましょう。

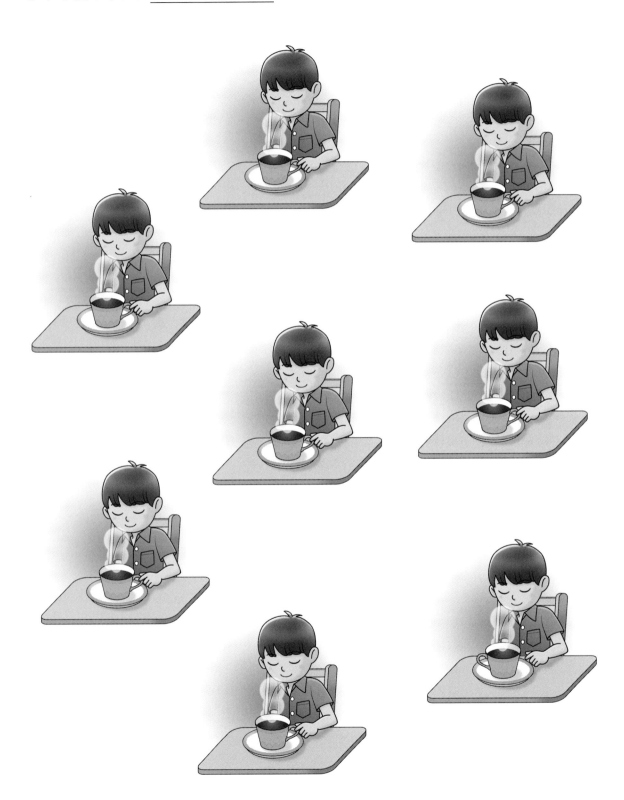

答え ▶ P.97

時間　　分　　秒

正答数　／14

6 慣用句パズル

●□にあてはまる1字をリストから選び、慣用句を完成させましょう。

① □ は万年

② □ をかぶる

③ 負け □ の遠吠え

④ □ が合う

⑤ 腹の □ がおさまらない

⑥ □ を読む

⑦ □ の涙

⑧ □ の一声

⑨ □ の泣くような声

⑩ □ につままれる

⑪ 袋の □

⑫ 二 □ を追う

⑬ □ の歩み

⑭ 水を得た □

リスト

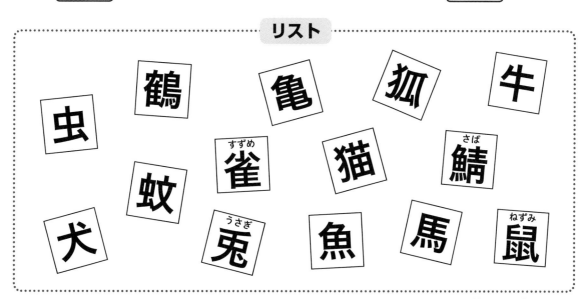

鶴　亀　狐　牛　虫　雀(すずめ)　猫　鯖(さば)　蚊　犬　兎(うさぎ)　魚　馬　鼠(ねずみ)

答え ▶ P.97

11

月　　日　　時間　　分　　秒　　正答数 ／9

●筆算で計算しましょう。

①
$$33 + 24$$

②
$$48 + 35$$

③
$$79 + 61$$

④
$$58 - 32$$

⑤
$$63 - 29$$

⑥
$$51 - 45$$

⑦
$$17 \times 54$$

⑧
$$25 \times 28$$

⑨
$$31 \times 67$$

答え ▶ P.98

時間　　分　　秒

正答数

／6

8 四字熟語ジグソー

●ちぎれてしまった四字熟語を答えましょう。文字の順序がバラバラなものもあります。正しい順序で書きましょう。

①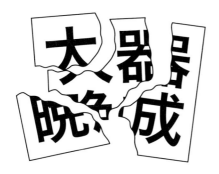

④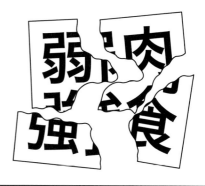

②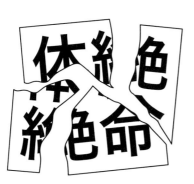

⑤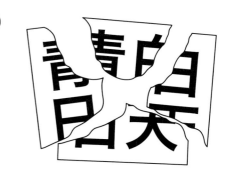

③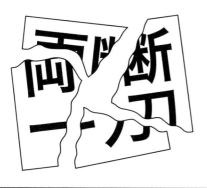

⑥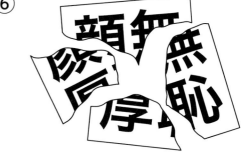

答え ▶ P.98

13

9 お金足し算

● お金の合計額を答えましょう。

①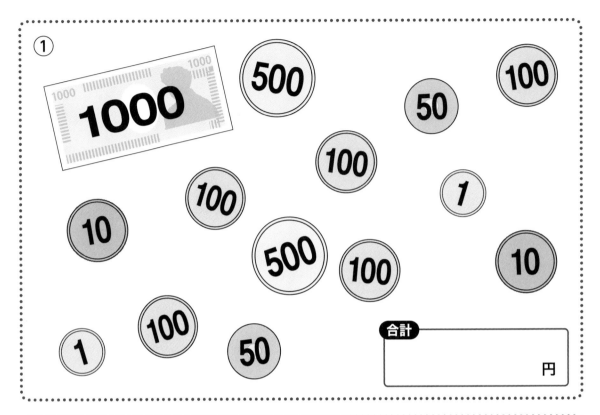

合計

円

②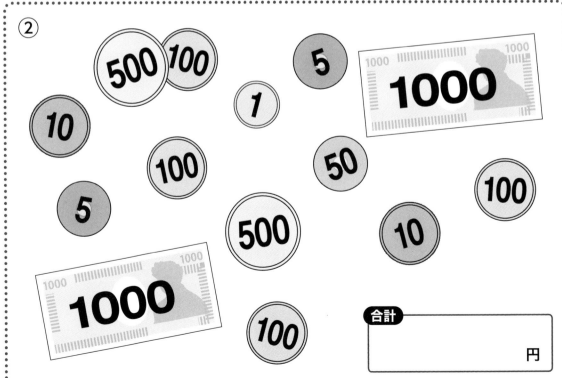

合計

円

答え ▶ P.98

10 違うピース探し

● 絵がバラバラのピースになりました。違うピース1つを記号で答えましょう。

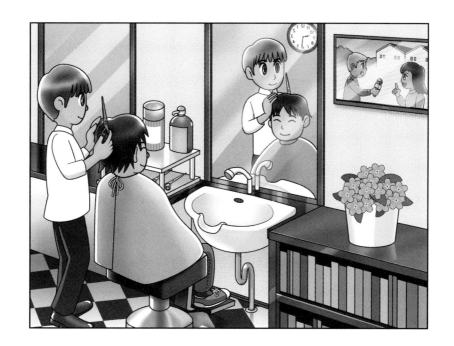

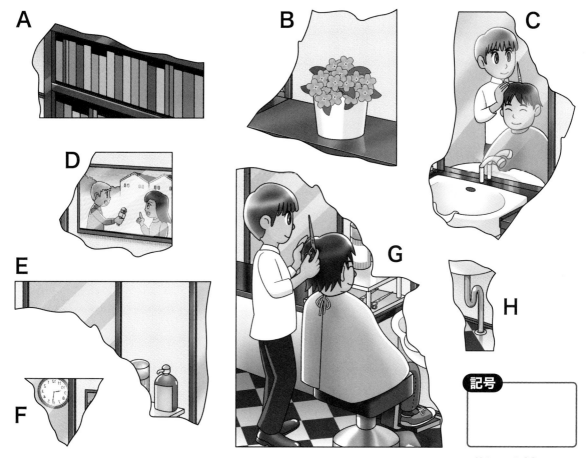

A

B

C

D

E

F

G

H

記号

答え ▶ P.98

15

11 県庁所在地パズル

● リストの字を選び、県庁所在地を答えましょう。

① 青森県 [　　｜　　] 市

② 沖縄県 [　　｜　　] 市

③ 兵庫県 [　　｜　　] 市

④ 山口県 [　　｜　　] 市

⑤ 香川県 [　　｜　　] 市

⑥ 愛媛県 [　　｜　　] 市

⑦ 京都府 [　　｜　　] 市

⑧ 石川県 [　　｜　　] 市

⑨ 滋賀県 [　　｜　　] 市

⑩ 新潟県 [　　｜　　] 市

⑪ 徳島県 [　　｜　　] 市

⑫ 岐阜県 [　　｜　　] 市

リスト

那　青　岐　徳　松　新　覇
　口　　松　森　山
金　　京　山　神　阜　都
高　戸　津　沢　島　大　潟

12 同じコマ探し

● 見本と同じコマが2つあります。探して〇で囲みましょう。

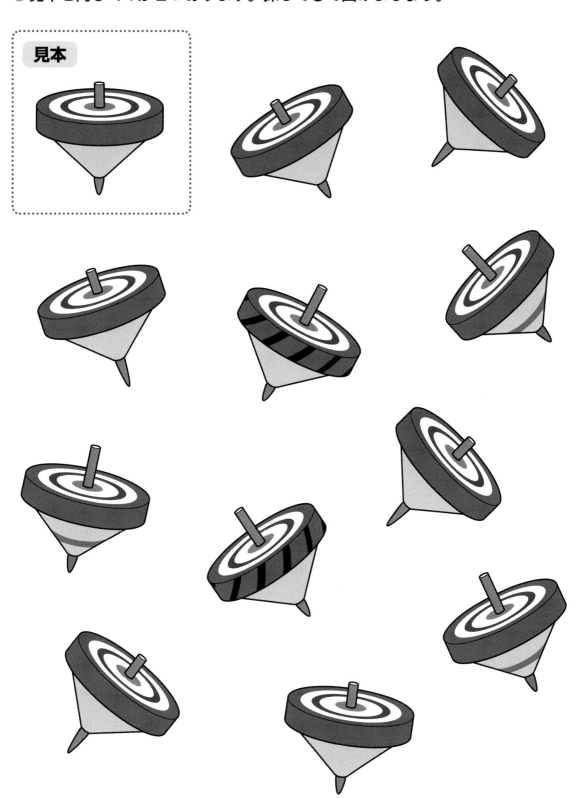

見本

答え ▶ P.99

数かぞえ

● 各野菜の絵の数と、それらを足した合計数を答えましょう。

①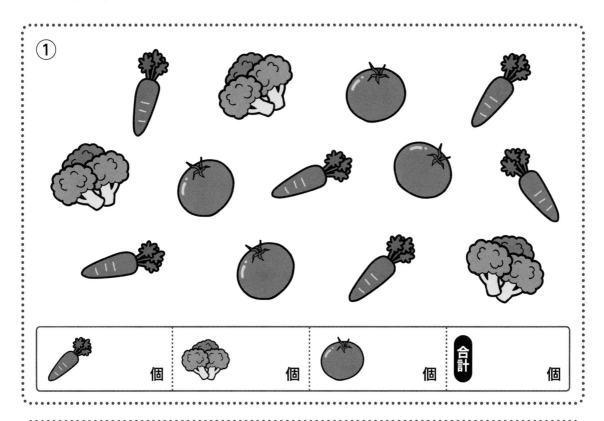

| 個 | 個 | 個 | 合計 個 |

②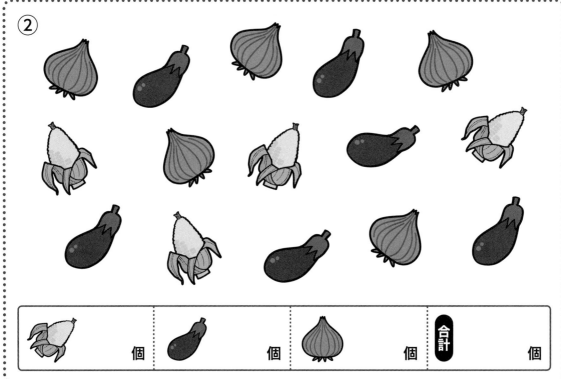

| 個 | 個 | 個 | 合計 個 |

答え ▶ P.99

14 慣用句カードパズル

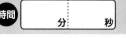

正答数 ／4

●カードの字を組み合わせて、慣用句を２つずつ作りましょう。

①

で　鼻　か　使

顎（あご）　に　る　う　け

②

す　舌　紙　を　に

白　も　巻　ど　く

答え ▶ P.99

19

月　　日

時間　　分　　秒

正答数　／22

2つの数の計算

● 次の式を計算しましょう。

① $35 \div 5 =$

② $9 \times 8 =$

③ $14 - 7 =$

④ $13 + 2 =$

⑤ $15 \div 5 =$

⑥ $7 \times 3 =$

⑦ $12 - 4 =$

⑧ $18 \div 9 =$

⑨ $4 \times 3 =$

⑩ $9 \times 6 =$

⑪ $13 - 7 =$

⑫ $19 - 8 =$

⑬ $3 \times 8 =$

⑭ $10 + 5 =$

⑮ $11 + 7 =$

⑯ $28 \div 4 =$

⑰ $3 \times 6 =$

⑱ $17 - 5 =$

⑲ $24 \div 3 =$

⑳ $4 + 9 =$

㉑ $10 - 1 =$

㉒ $5 \times 5 =$

答え ▶ P.99

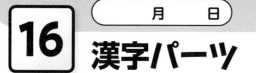
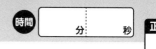
16 漢字パーツ

●あてはまる漢字パーツを書き、熟語を完成させましょう。

① ◻竹梅

② ◻中力

③ 二刀◻

④ 画其◻

⑤ ◻制阝◻

⑥ 好◻心

⑦ 天◻人

⑧ 景◻者

⑨ ◻太刀

⑩ 不手◻祭

⑪ ◻業◻式

⑫ ◻物館

漢字合体パズル

● バラバラになったピースを合体してできる漢字1字を書きましょう。

①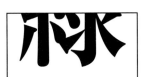

②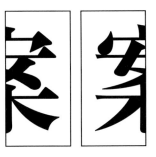

③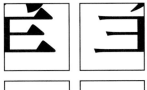

④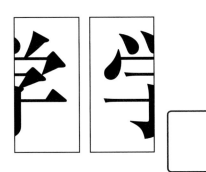

⑤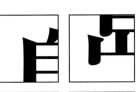

⑥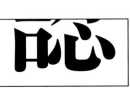

⑦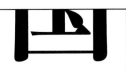

⑧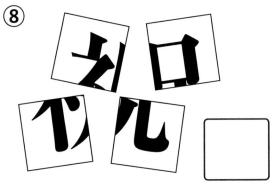

計算ぬり絵

●計算の答えが下のようになるマスをぬり、最後に現れるカタカナを書きましょう。

現れる文字

① 答えが2になるマスをぬりましょう。

1×1	3×1	6÷2	6÷6	5×4	7−6	8×1	9＋3
2÷2	1＋1	8÷2	2×3	9−4	9−7	6＋2	8−6
8＋7	3−1	5＋9	7÷7	4×5	6−4	9×2	7−5
4×2	2×1	1×2	8×6	7−3	6÷3	5＋4	1＋1
2＋9	4−2	3×6	8÷4	1×6	5÷5	9÷3	4−2
9−6	4÷2	2×7	9−2	3＋3	1×9	5−5	8÷4
4−3	5−3	8×9	3＋4	6÷1	2＋3	1×2	5×1
5÷1	3＋4	7−4	7−1	2×8	6÷2	7＋3	9÷3

現れる文字

② 答えが4か5になるマスをぬりましょう。

5＋3	4÷2	8÷4	6×2	9−6	7−1	4×8	8×1
9−5	1×4	7−2	2×1	3＋3	6÷2	8−3	7＋4
8×4	5＋5	2＋2	3÷1	7−4	2＋3	9−8	3×3
3÷1	9×3	3＋2	9＋2	9−4	1＋4	8−7	4÷2
6＋7	5−2	5×1	8÷8	9−7	8÷2	3＋4	6÷3
2×1	8−7	6−1	2＋6	4×3	5÷1	9÷3	4＋8
2×2	8−4	7−3	8−2	5÷5	6−2	4＋9	3＋8
8＋6	9＋1	7＋2	1÷1	6×3	5−4	9−3	8÷8

正しいマスがぬれていれば正解です。

答え ▶ P.100

月　　日

四字熟語ジグソー

●ちぎれてしまった四字熟語を答えましょう。文字の順序がバラバラなものもあ
　ります。正しい順序で書きましょう。

①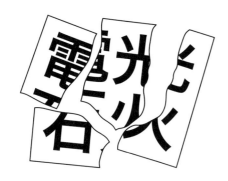

④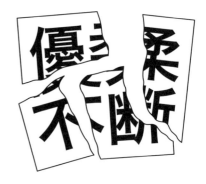

②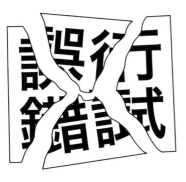

⑤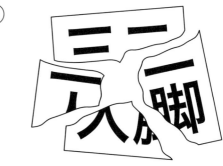

③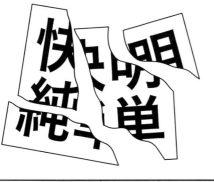

⑥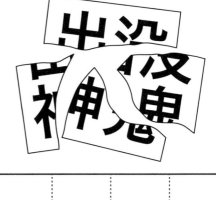

答え ▶ P.100

20 イラスト足し算

● 下の数字をもとに、合計の数を答えましょう。

 は **1**　 は **2**　 は **3**　は **5**

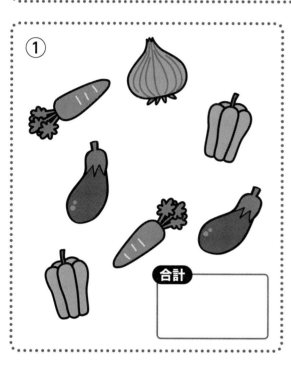

① **合計**

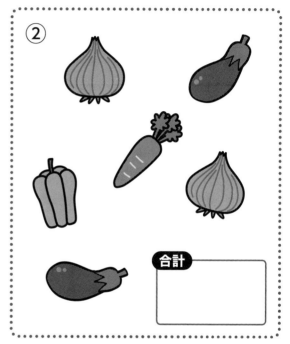

② **合計**

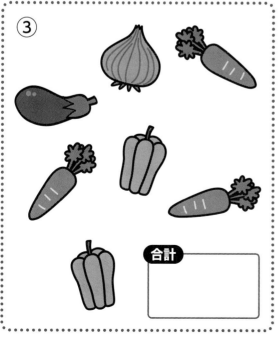

③ **合計**

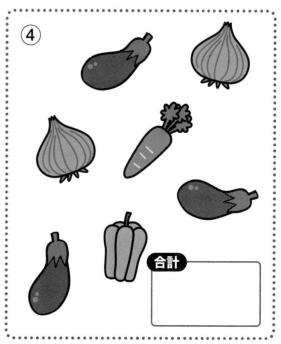

④ **合計**

答え ▶ P.100

21 慣用句パズル

● □にあてはまる1字をリストから選び、慣用句を完成させましょう。

① 揚げ □ を取る

② □ が上がらない

③ 話の □ を折る

④ □ によりをかける

⑤ 身の □ がよだつ

⑥ □ の荷が下りる

⑦ □ に余る

⑧ □ が売れる

⑨ □ に火がつく

⑩ □ を冷やす

⑪ □ を探る

⑫ □ に迫る

⑬ □ の垢を煎じて飲む

⑭ □ をくわえる

リスト

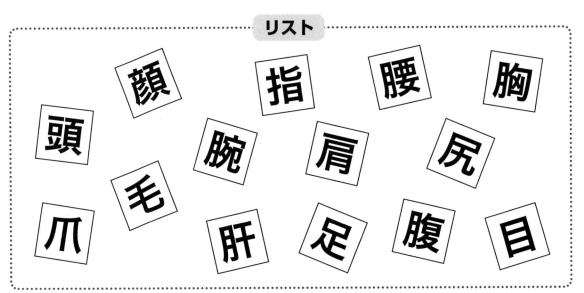

顔　指　腰　胸　頭　腕　肩　尻　毛　爪　肝　足　腹　目

答え ▶ P.101

22 穴あき計算

● □にあてはまる数を書きましょう。

① $6 \div \boxed{} = 3$

⑫ $13 - \boxed{} = 6$

② $\boxed{} \times 4 = 12$

⑬ $2 \times \boxed{} = 18$

③ $9 - \boxed{} = 2$

⑭ $\boxed{} \div 7 = 4$

④ $\boxed{} + 4 = 15$

⑮ $\boxed{} + 8 = 17$

⑤ $7 \times \boxed{} = 21$

⑯ $45 \div \boxed{} = 9$

⑥ $\boxed{} \div 2 = 8$

⑰ $5 \times \boxed{} = 20$

⑦ $12 - \boxed{} = 9$

⑱ $\boxed{} - 5 = 6$

⑧ $3 \times \boxed{} = 15$

⑲ $\boxed{} \div 7 = 3$

⑨ $8 \times \boxed{} = 48$

⑳ $14 + \boxed{} = 18$

⑩ $\boxed{} \div 5 = 6$

㉑ $\boxed{} - 5 = 1$

⑪ $16 + \boxed{} = 18$

㉒ $9 \times \boxed{} = 36$

イラスト間違い探し

● 下の絵には6か所、上と異なる部分があります。それを探して〇で囲みましょう。

間違い 6か所

正

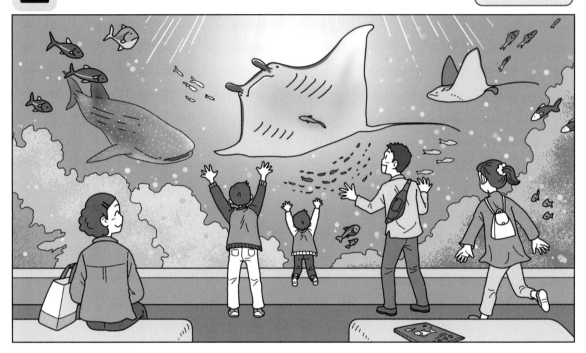

誤

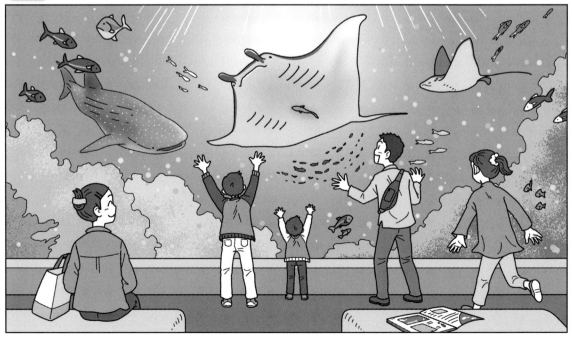

答え ▶ P.101

● 上下左右のマスのうち、計算の答えがいちばん大きいマスを進んでゴールへ進みましょう。一度通ったマスには進めません。

①

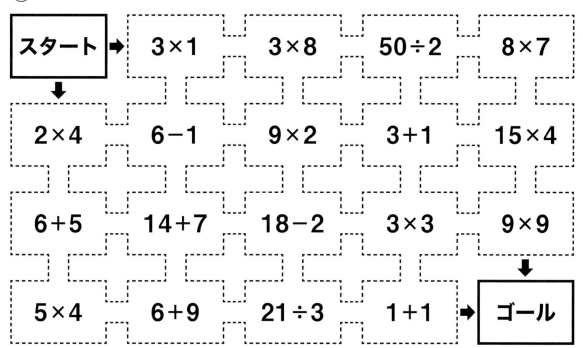

②

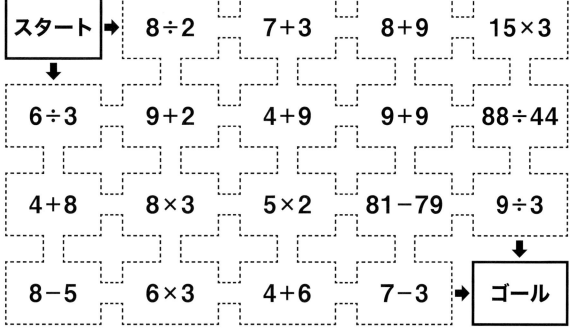

答え ▶ P.102

29

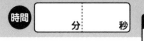
25 漢字パーツ

●あてはまる漢字パーツを書き、熟語を完成させましょう。

① 日 用 品

② 芸 術 家

③ 青 写 真

④ 未 熟 者

⑤ 安 全 生

⑥ 高 気 圧

⑦ 大 自 然

⑧ 屋 根 裏

⑨ 公 文 書

⑩ 指 揮 者

⑪ 優 等 生

⑫ 副 作 用

26 計算ぬり絵

▲①②のぬるマスの合計

●計算の答えが下のようになるマスをぬり、最後に現れる漢字を書きましょう。

現れる文字

① 答えが8になるマスをぬりましょう。

6+1	1+9	6÷3	2+1	5×7	4−3	8−1	2×7
1+9	9−1	5×7	1×1	5+3	2×4	6+2	7−3
2×6	2+6	4+7	2+4	6+1	7+1	5−3	8÷2
8÷4	4×2	8÷1	8+2	7+7	9−1	4×2	5−3
6−1	1×8	9×9	6÷2	8×5	8÷1	2+3	4+7
2÷1	3+5	6+6	1×9	7−6	3+5	4×8	5÷5
4+4	1+7	8×1	7+6	4÷2	4+4	9−5	7−6
7+3	7−2	9÷3	3−2	1×4	6+8	4−1	5×9

現れる文字

② 答えが3か7になるマスをぬりましょう。

7+1	3+4	4÷2	3+2	8−1	9−2	9÷3	5×7
7−4	2+5	3÷1	1×9	2+4	5+3	3×1	7+4
1+2	5−4	1+6	4+7	5÷1	4×9	5+2	3+8
4−1	1×3	2+1	6÷3	7−4	6+1	7×1	9−8
6−3	4+8	1×3	8×5	2+1	8÷2	9÷9	3×9
1×7	7÷1	4+3	1+1	2+5	9−4	8−2	2+3
6+1	1×5	5−2	3÷3	3+4	7+8	6−3	5÷1
8−5	7−4	9−6	7×4	5−2	1×3	7−4	8+8

正しいマスがぬれていれば正解です。

答え▶P.102

27 四字熟語パズル

●漢字を正しく並べ替えて、□に四字熟語を書きましょう。また、その読みを書きましょう。

① 鏡　水　明　止

（読み　　　　　　　　　）

② 秋　日　一　千

（読み　　　　　　　　　）

③ 刀　入　単　直

（読み　　　　　　　　　）

④ 危　一　機　髪

（読み　　　　　　　　　）

⑤ 心　疑　鬼　暗

（読み　　　　　　　　　）

⑥ 花　月　風　鳥

（読み　　　　　　　　　）

⑦ 面　楚　歌　四

（読み　　　　　　　　　）

⑧ 十　十　色　人

（読み　　　　　　　　　）

⑨ 得　業　自　自

（読み　　　　　　　　　）

⑩ 里　中　五　霧

（読み　　　　　　　　　）

答え ▶ P.103

イラスト足し算

●下の価格（税込）をもとに、合計額を答えましょう。

 は **120**円　　 は **230**円　　 は **360**円

①

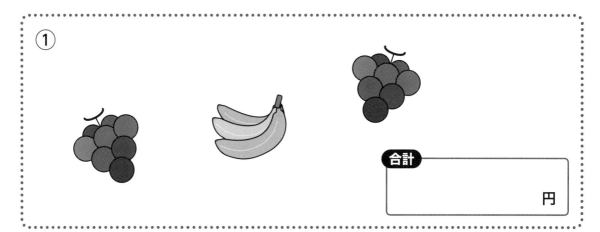

合計

円

②

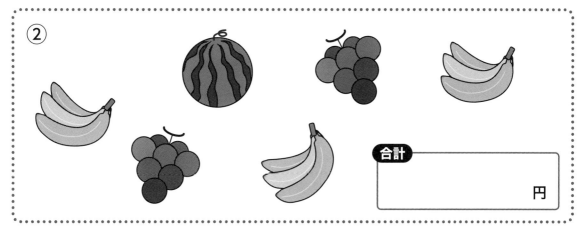

合計

円

③

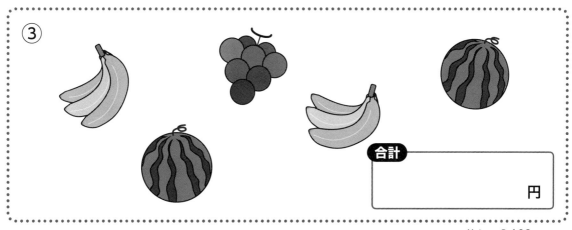

合計

円

答え ▶ P.103

29 漢字合体パズル

●バラバラになったピースを合体してできる漢字1字を書きましょう。

① 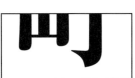 □

② 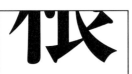 □

③ 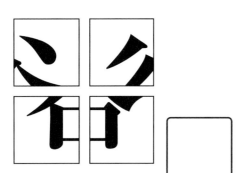 □

④ 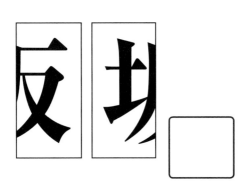 □

⑤ 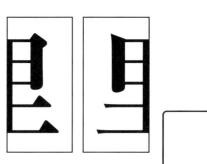 □

⑥ 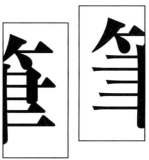 □

⑦ 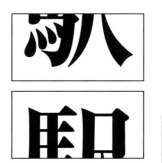 □

⑧ 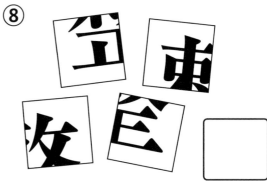 □

答え ▶ P.103

30 穴あき計算

● □にあてはまる数を書きましょう。

① $18 \div \boxed{} = 3$

② $5 \times \boxed{} = 15$

③ $11 - \boxed{} = 7$

④ $\boxed{} - 4 = 9$

⑤ $56 \div \boxed{} = 8$

⑥ $6 \times \boxed{} = 36$

⑦ $\boxed{} - 7 = 6$

⑧ $\boxed{} + 5 = 13$

⑨ $4 \times \boxed{} = 16$

⑩ $\boxed{} - 6 = 2$

⑪ $\boxed{} + 8 = 14$

⑫ $\boxed{} + 9 = 17$

⑬ $\boxed{} \div 3 = 9$

⑭ $8 + \boxed{} = 16$

⑮ $5 \times \boxed{} = 30$

⑯ $\boxed{} - 3 = 6$

⑰ $7 \times \boxed{} = 42$

⑱ $\boxed{} \div 2 = 7$

⑲ $5 + \boxed{} = 7$

⑳ $32 \div \boxed{} = 8$

㉑ $\boxed{} \times 3 = 9$

㉒ $12 - \boxed{} = 6$

答え ▶ P.103

時間　　分　　秒

正答数　／1

31 違うピース探し

● 絵がバラバラのピースになりました。違うピース1つを記号で答えましょう。

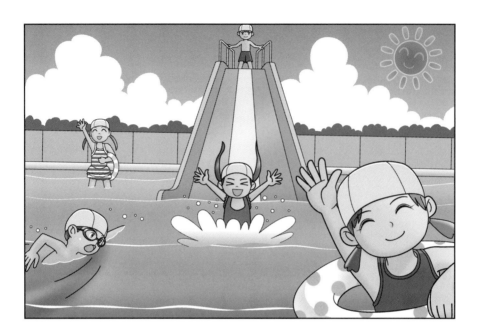

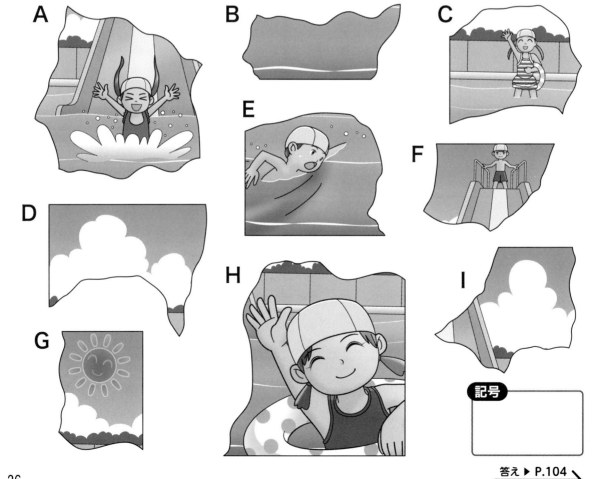

A

B

C

E

D

F

H

I

G

記号

答え ▶ P.104

月　　日

時間　　分　　秒

正答数　／12

県庁所在地パズル

● リストの字を選び、県庁所在地を答えましょう。

① 島根県 ☐☐ 市

② 群馬県 ☐☐ 市

③ 福井県 ☐☐ 市

④ 神奈川県 ☐☐ 市

⑤ 茨城県 ☐☐ 市

⑥ 静岡県 ☐☐ 市

⑦ 佐賀県 ☐☐ 市

⑧ 大阪府 ☐☐ 市

⑨ 北海道 ☐☐ 市

⑩ 山形県 ☐☐ 市

⑪ 奈良県 ☐☐ 市

⑫ 大分県 ☐☐ 市

リスト

江　賀　静　浜　橋　井　山

戸　札　福　水　阪　佐　横

前　大　良　松　形　岡　奈

分　幌　大

答え ▶ P.104

お金足し算

● お金の合計額を答えましょう。

①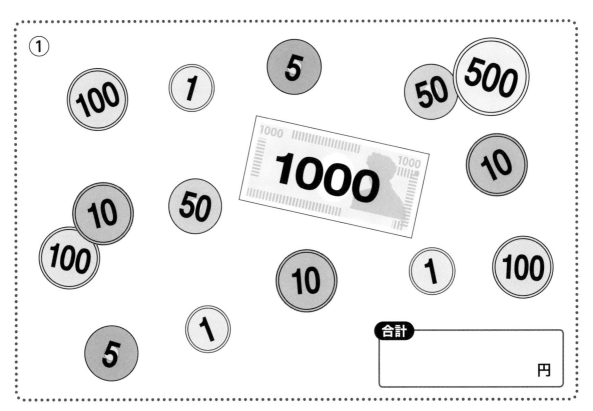

合計 　　　　　　円

②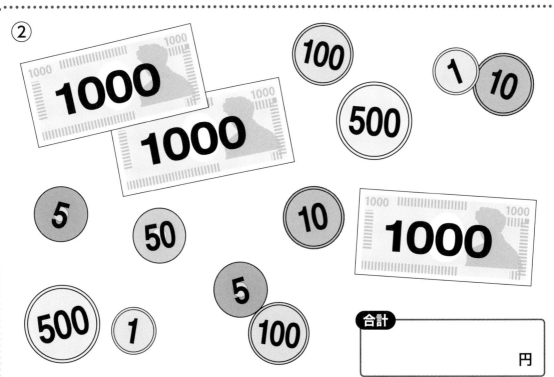

合計 　　　　　　円

答え ▶ P.104

34 慣用句カードパズル

●カードの字を組み合わせて、慣用句を2つずつ作りましょう。

①

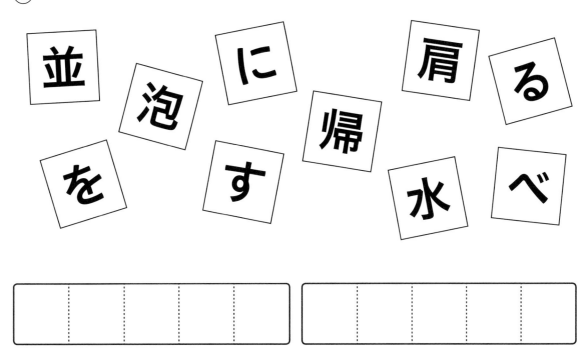

並　泡　に　肩　る　を　す　帰　水　べ

②

が　を　い　げ　へ　な　そ　曲　る　目

答え ▶ P.104

サイコロの目の合計

● サイコロの目のそれぞれの合計を答えましょう。（例／が5個なら合計10）

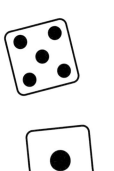

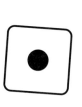

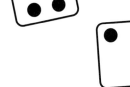
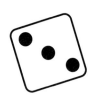

⊡ の目の合計	⊡ の目の合計	⊡ の目の合計
⊡ の目の合計	⊡ の目の合計	⊞ の目の合計

答え▶ P.104

36 四字熟語ジグソー

●ちぎれてしまった四字熟語を答えましょう。文字の順序がバラバラなものもあります。正しい順序で書きましょう。

①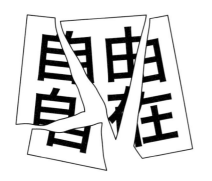

④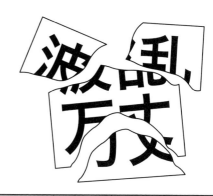

②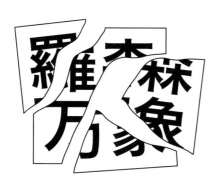

⑤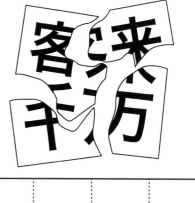

③

⑥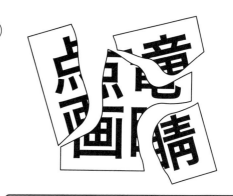

答え ▶ P.104

41

月　日　　時間　分：秒　正答数 ／9

筆　算

●筆算で計算しましょう。

①
```
   38
 + 22
 ─────
```

②
```
   42
 + 90
 ─────
```

③
```
   87
 + 73
 ─────
```

④
```
   96
 - 14
 ─────
```

⑤
```
   77
 - 27
 ─────
```

⑥
```
   81
 - 65
 ─────
```

⑦
```
   35
 × 13
 ─────
```

⑧
```
   21
 × 60
 ─────
```

⑨
```
   72
 × 49
 ─────
```

答え ▶ P.105

38 同じクラッカー探し

● 見本と同じクラッカーが2つあります。探して〇で囲みましょう。

見本

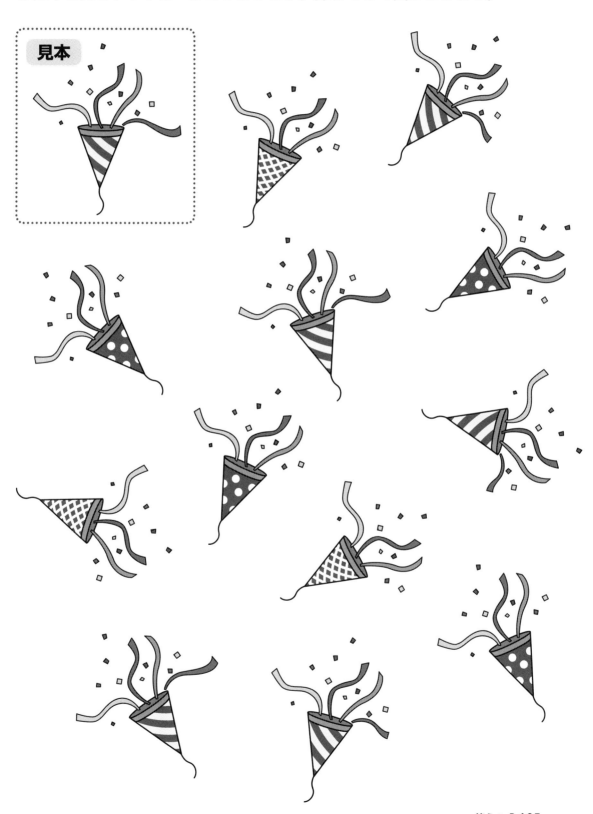

39 イラスト足し算

時間　分：秒　正答数　／4

● 下の数字をもとに、合計の数を答えましょう。

 は **2**　 は **1**　 は **4**　 は **3**

①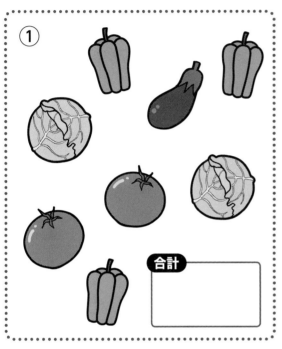

合計

②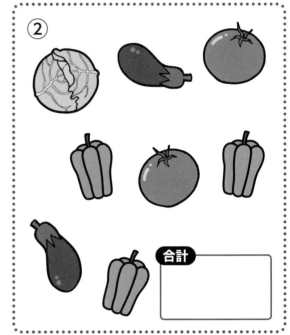

合計

③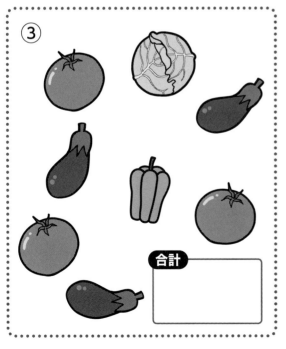

合計

④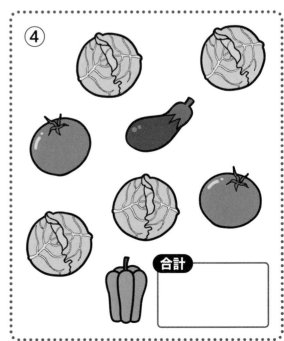

合計

44

答え ▶ P.105

40 四字熟語パズル

●漢字を正しく並べ替えて、□に四字熟語を書きましょう。また、その読みを書きましょう。

① 小 大 同 異

```
┌─────┬─────┬─────┬─────┐
│     │     │     │     │
└─────┴─────┴─────┴─────┘
```

（読み　　　　　　　　　　　　）

② 果 報 応 因

```
┌─────┬─────┬─────┬─────┐
│     │     │     │     │
└─────┴─────┴─────┴─────┘
```

（読み　　　　　　　　　　　　）

③ 東 西 奔 走

```
┌─────┬─────┬─────┬─────┐
│     │     │     │     │
└─────┴─────┴─────┴─────┘
```

（読み　　　　　　　　　　　　）

④ 一 一 朝 夕

```
┌─────┬─────┬─────┬─────┐
│     │     │     │     │
└─────┴─────┴─────┴─────┘
```

（読み　　　　　　　　　　　　）

⑤ 話 閑 題 休

```
┌─────┬─────┬─────┬─────┐
│     │     │     │     │
└─────┴─────┴─────┴─────┘
```

（読み　　　　　　　　　　　　）

⑥ 三 四 温 寒

```
┌─────┬─────┬─────┬─────┐
│     │     │     │     │
└─────┴─────┴─────┴─────┘
```

（読み　　　　　　　　　　　　）

⑦ 晴 雨 耕 読

```
┌─────┬─────┬─────┬─────┐
│     │     │     │     │
└─────┴─────┴─────┴─────┘
```

（読み　　　　　　　　　　　　）

⑧ 行 無 諸 常

```
┌─────┬─────┬─────┬─────┐
│     │     │     │     │
└─────┴─────┴─────┴─────┘
```

（読み　　　　　　　　　　　　）

⑨ 空 絶 後 前

```
┌─────┬─────┬─────┬─────┐
│     │     │     │     │
└─────┴─────┴─────┴─────┘
```

（読み　　　　　　　　　　　　）

⑩ 琢 切 磨 磋

```
┌─────┬─────┬─────┬─────┐
│     │     │     │     │
└─────┴─────┴─────┴─────┘
```

（読み　　　　　　　　　　　　）

答え ▶ P.106

穴あき計算

●□にあてはまる数を書きましょう。

① $7 - \boxed{} = 4$

② $\boxed{} + 3 = 17$

③ $4 \times \boxed{} = 28$

④ $6 + \boxed{} = 11$

⑤ $35 \div \boxed{} = 5$

⑥ $\boxed{} + 9 = 20$

⑦ $3 \times \boxed{} = 18$

⑧ $\boxed{} - 8 = 4$

⑨ $40 \div \boxed{} = 5$

⑩ $\boxed{} + 7 = 12$

⑪ $\boxed{} - 9 = 2$

⑫ $2 \times \boxed{} = 16$

⑬ $\boxed{} \div 6 = 7$

⑭ $15 - \boxed{} = 9$

⑮ $\boxed{} \div 9 = 3$

⑯ $\boxed{} \times 4 = 32$

⑰ $7 + \boxed{} = 13$

⑱ $16 - \boxed{} = 14$

⑲ $\boxed{} + 3 = 11$

⑳ $15 \div \boxed{} = 5$

㉑ $\boxed{} \times 7 = 63$

㉒ $8 + \boxed{} = 15$

答え ▶ P.106

42 数かぞえ

● 各フルーツの絵の数と、それらを足した合計数を答えましょう。

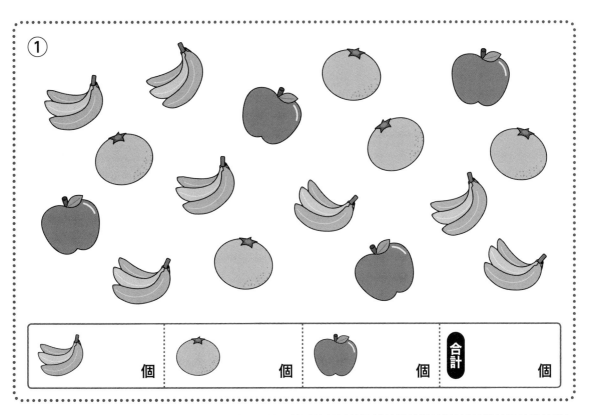

①

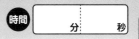			合計
個	個	個	個

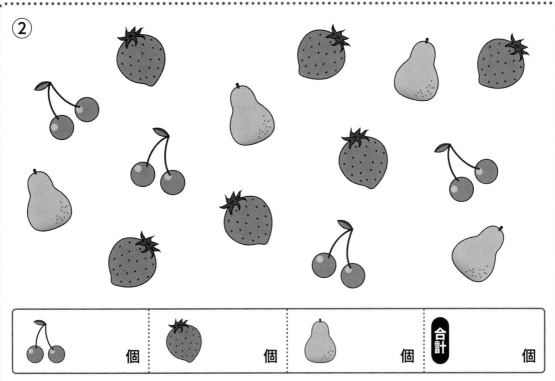

②

			合計
個	個	個	個

答え ▶ P.106

時間　　分　　秒

正答数 ／6

43 イラスト間違い探し

● 下の絵には6か所、上と異なる部分があります。それを探して〇で囲みましょう。

間違い
6か所

正

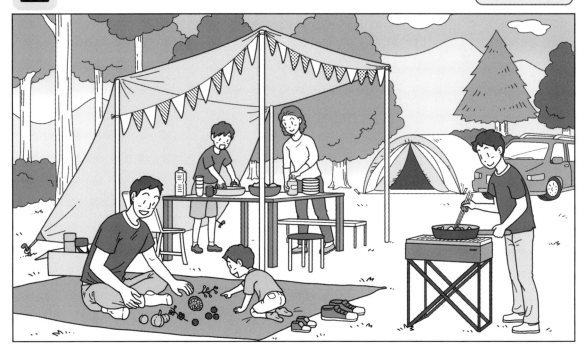

誤

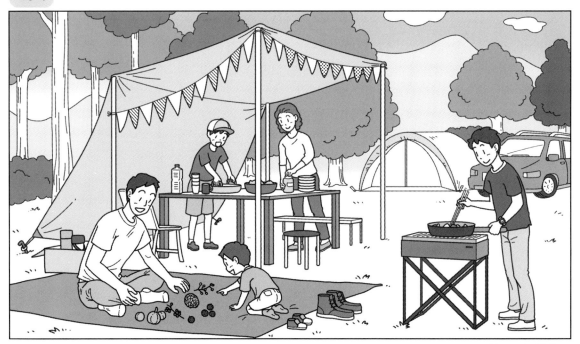

答え ▶ P.107

44 計算迷路

●上下左右のマスのうち、計算の答えがいちばん大きいマスを進んでゴールへ進みましょう。一度通ったマスには進めません。

①

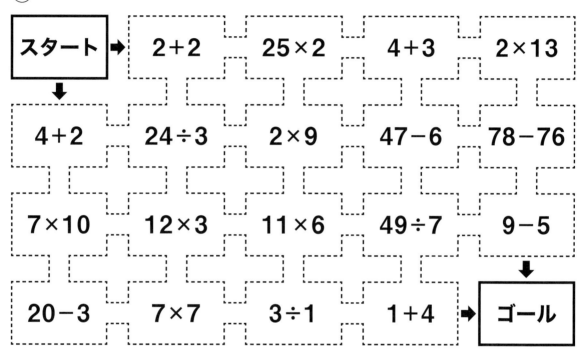

スタート	2＋2	25×2	4＋3	2×13
4＋2	24÷3	2×9	47－6	78－76
7×10	12×3	11×6	49÷7	9－5
20－3	7×7	3÷1	1＋4	ゴール

②

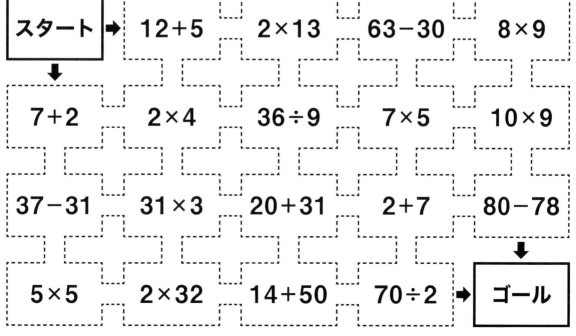

スタート	12＋5	2×13	63－30	8×9
7＋2	2×4	36÷9	7×5	10×9
37－31	31×3	20＋31	2＋7	80－78
5×5	2×32	14＋50	70÷2	ゴール

45 同じあめ玉探し

● 見本と同じあめ玉が２つあります。探して〇で囲みましょう。

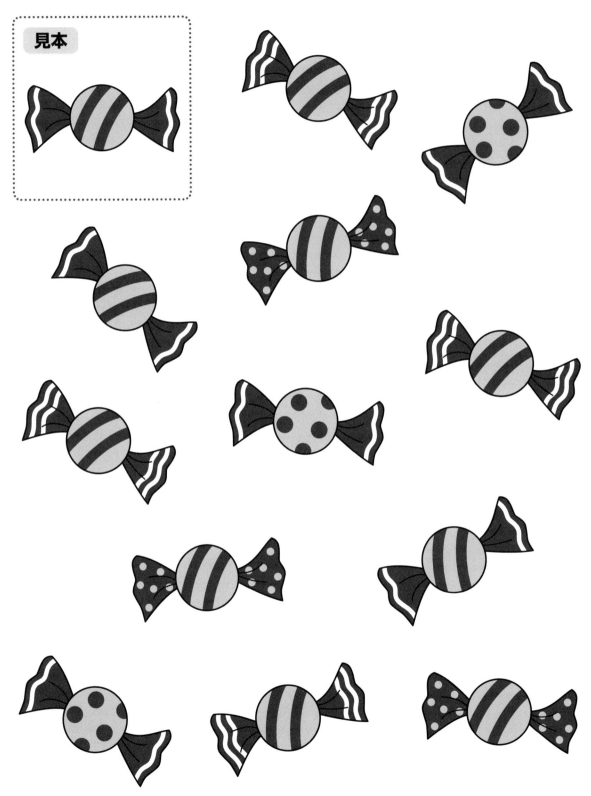

見本

答え ▶ P.107

46 漢字合体パズル

● バラバラになったピースを合体してできる漢字1字を書きましょう。

①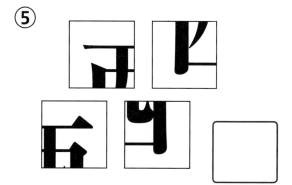

②

③

④

⑤

⑥

⑦

⑧

お金足し算

●お金の合計額を答えましょう。

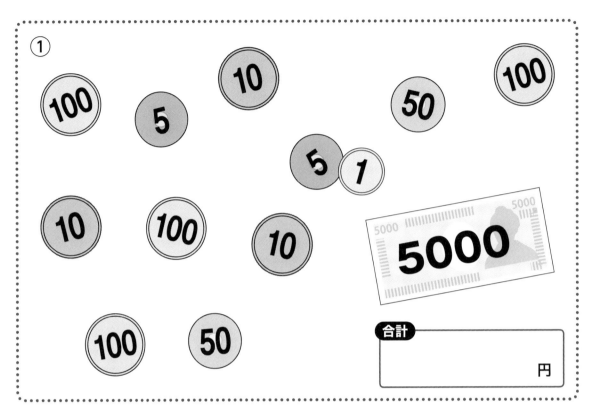

① 合計

円

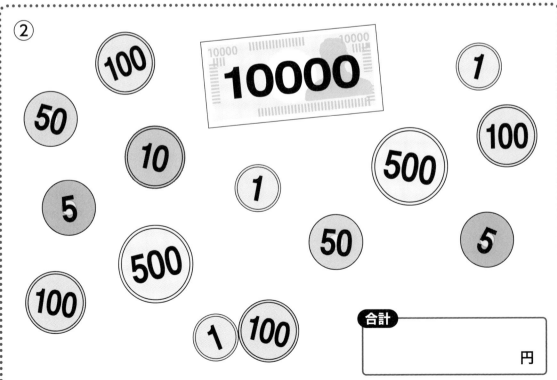

② 合計

円

48 四字熟語パズル

●漢字を正しく並べ替えて、□に四字熟語を書きましょう。また、その読みを書きましょう。

① 体 心 同 一

［読み　　　　　　　　　　　　　　　　　　　　］

② 気 投 意 合

［読み　　　　　　　　　　　　　　　　　　　　］

③ 起 転 七 八

［読み　　　　　　　　　　　　　　　　　　　　］

④ 東 馬 風 耳

［読み　　　　　　　　　　　　　　　　　　　　］

⑤ 機 臨 変 応

［読み　　　　　　　　　　　　　　　　　　　　］

⑥ 田 水 引 我

［読み　　　　　　　　　　　　　　　　　　　　］

⑦ 千 万 別 差

［読み　　　　　　　　　　　　　　　　　　　　］

⑧ 前 未 代 聞

［読み　　　　　　　　　　　　　　　　　　　　］

⑨ 大 名 分 義

［読み　　　　　　　　　　　　　　　　　　　　］

⑩ 明 天 地 神

［読み　　　　　　　　　　　　　　　　　　　　］

数かぞえ

● 文具の各個数と、それらを足した合計数を答えましょう。

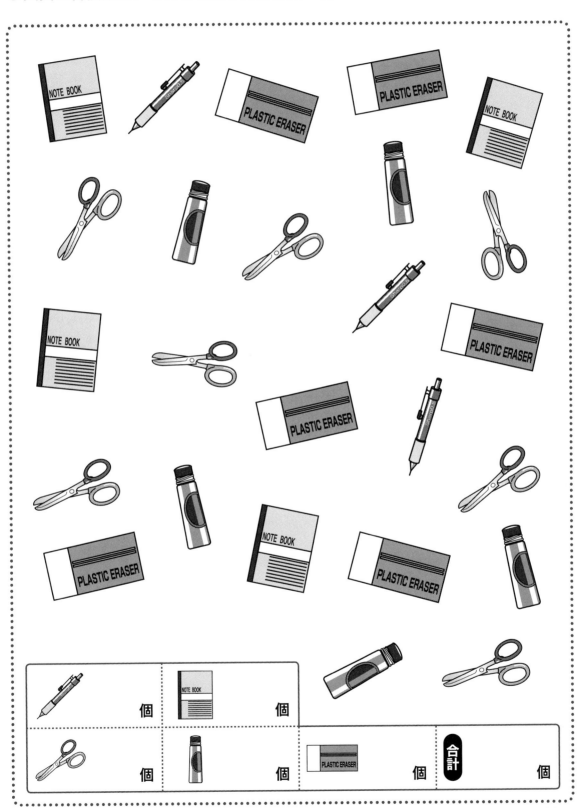

50 慣用句パズル

●□にあてはまる1字をリストから選び、慣用句を完成させましょう。

① 太鼓 □ を押す

② □ を投げる

③ 白羽の □ が立つ

④ 折り □ をつける

⑤ 同じ □ の飯を食う

⑥ □ を高くする

⑦ □ 上げにする

⑧ 思う □

⑨ □ 付けにする

⑩ □ が立つ

⑪ 一筋 □ ではいかない

⑫ 横 □ を入れる

⑬ □ を引く

⑭ 立て □ に水

リスト

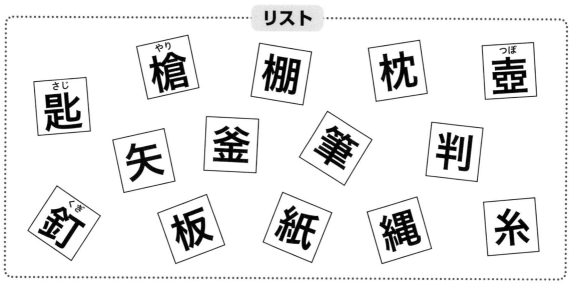

槍（やり）　棚　枕　壺（つぼ）
匙（さじ）
矢　釜　筆　判
釘（くぎ）　板　紙　縄　糸

答え ▶ P.108

●次の式を計算しましょう。

① $8 \times 7 =$

② $2 + 6 =$

③ $13 - 4 =$

④ $12 \div 3 =$

⑤ $6 + 6 =$

⑥ $3 \times 9 =$

⑦ $11 - 5 =$

⑧ $2 \times 5 =$

⑨ $21 \div 7 =$

⑩ $11 + 2 =$

⑪ $17 - 9 =$

⑫ $10 - 3 =$

⑬ $18 \div 6 =$

⑭ $1 + 5 =$

⑮ $6 \times 8 =$

⑯ $14 - 9 =$

⑰ $6 \div 2 =$

⑱ $12 + 5 =$

⑲ $4 \times 1 =$

⑳ $30 \div 5 =$

㉑ $8 \times 2 =$

㉒ $2 + 9 =$

答え ▶ P.109

52 仲間はずれ探し

● 下の絵の中に、1つだけ違うものがあります。それを探して〇で囲みましょう。

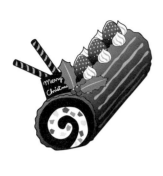
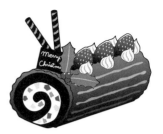
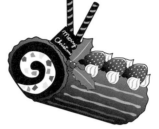
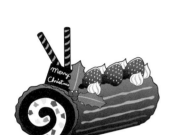
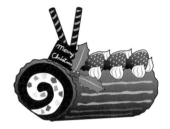
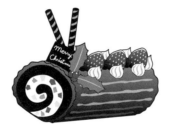
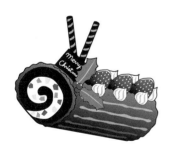
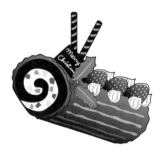
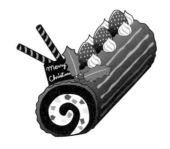
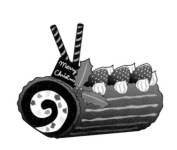
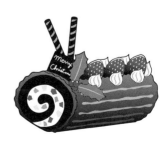

答え ▶ P.109

53 四字熟語ジグソー

● ちぎれてしまった四字熟語を答えましょう。文字の順序がバラバラなものもあります。正しい順序で書きましょう。

①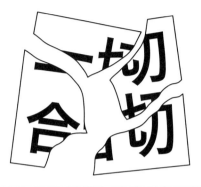

④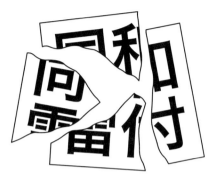

②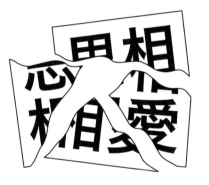

⑤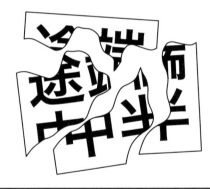

③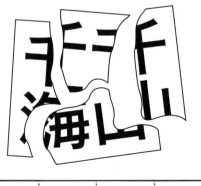

⑥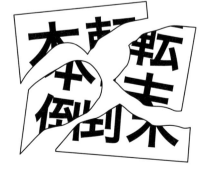

答え ▶ P.109

54 計算ぬり絵

●計算の答えが下のようになるマスをぬり、最後に現れる数字を書きましょう。

現れる文字

① 答えが6になるマスをぬりましょう。

3+1	2×3	4+2	6+5	9−8	5+6	5+1	7÷1
3+3	3+4	5÷5	7−1	1+6	8÷4	8−2	5−4
5+1	4−2	1+8	9−3	2×8	6÷3	2×3	5+2
1×8	1+9	3×3	6×1	3+6	4÷2	3+3	8÷2
7+2	8+6	8−2	6−3	6×6	4×9	9−3	4+1
9×3	2+4	8−4	1+7	9+2	6−5	7−1	9÷3
6÷1	3÷1	2×7	3×4	3+9	5−1	4+2	1+7
1+5	3×2	1×6	9−3	4+4	6÷2	6÷1	3×9

現れる文字

② 答えが1か9になるマスをぬりましょう。

2×5	8−7	5−4	9÷3	1+6	4+5	7+2	3×6
3×3	9−7	5+4	8÷1	2−1	7×3	6+3	7×2
9÷1	8−2	7+2	3×6	3+6	5−2	1+8	4÷2
2+2	1×1	6+3	5÷1	9−7	8+1	3−2	5−3
1×8	3+3	7−6	9+9	4×2	8+6	9×1	6×1
7+3	9+5	2+7	4−1	6×8	7÷1	5+4	5−3
5×5	2+6	1×9	7−3	8−4	1+7	6−5	6÷3
4−1	8÷2	1÷1	5×3	6+7	4×9	7−6	8+2

正しいマスがぬれていれば正解です。

答え ▶ P.110

55 四字熟語パズル

●漢字を正しく並べ替えて、□に四字熟語を書きましょう。また、その読みを書きましょう。

① 石 鳥 一 二

（読み　　　）

② 網 一 尽 打

（読み　　　）

③ 誠 誠 意 心

（読み　　　）

④ 才 兼 備 色

（読み　　　）

⑤ 同 呉 舟 越

（読み　　　）

⑥ 起 転 結 承

（読み　　　）

⑦ 欠 完 無 全

（読み　　　）

⑧ 足 自 自 給

（読み　　　）

⑨ 石 交 玉 混

（読み　　　）

⑩ 霧 散 雲 消

（読み　　　）

時間　　分　　秒

56 イラスト間違い探し

● 下の絵には6か所、上と異なる部分があります。それを探して〇で囲みましょう。

間違い
6か所

正

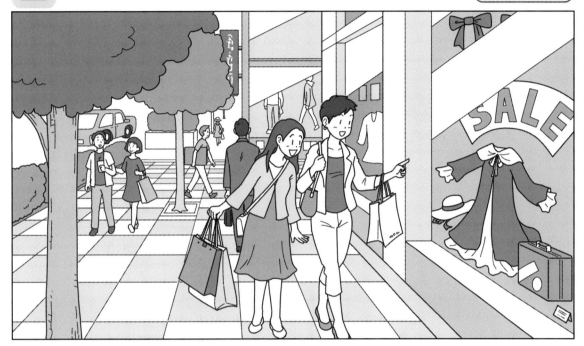

誤

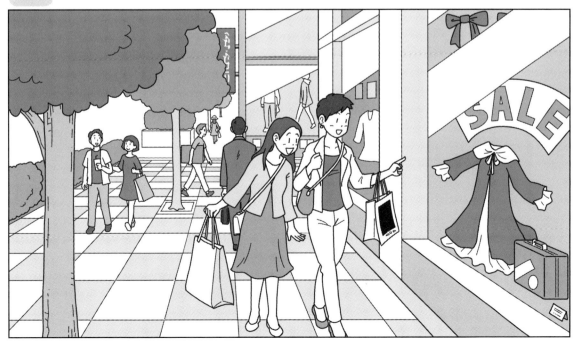

答え ▶ P.110

57 漢字パーツ

●あてはまる漢字パーツを書き、熟語を完成させましょう。

① 英 会 [　]舌

② 衣 食 [　]主

③ 再 開 [発]

④ [　]亜 天 癸

⑤ [充] [　]生 群

⑥ 度 外 衤[　]

⑦ 文 亻[　] 祭

⑧ 一 [　]長 維

⑨ [　]合 言 葉[　]

⑩ 色 眼 鏡[　]

⑪ 生 辶[　] 事

⑫ 風 [　]勿 言

答え ▶ P.111

58 イラスト足し算

● 下の価格（税込）をもとに、合計額を答えましょう。

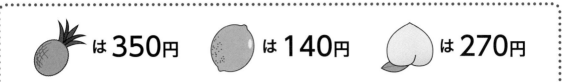

は **350**円　　は **140**円　　は **270**円

①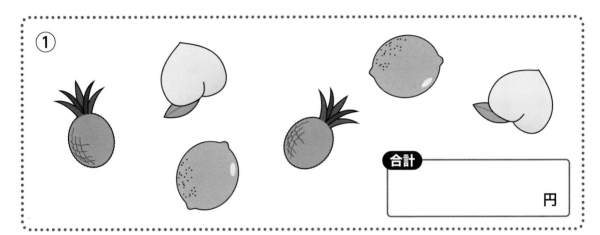

合計 円

②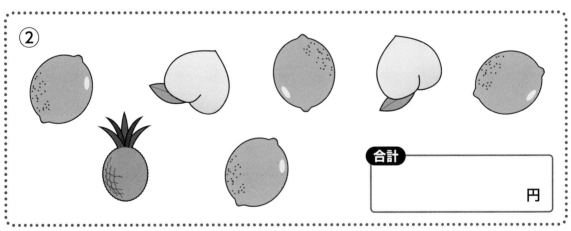

合計 円

③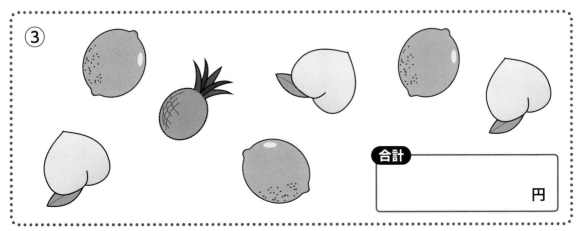

合計 円

答え ▶ P.111

同じけん玉探し

● 見本と同じけん玉が２つあります。探して〇で囲みましょう。

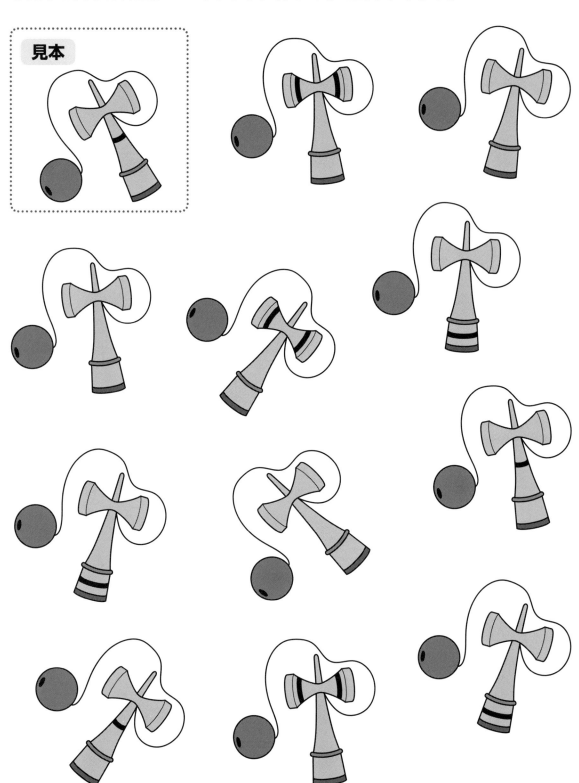

答え ▶ P.111

60 計算迷路

●上下左右のマスのうち、計算の答えがいちばん大きいマスを進んでゴールへ進
みましょう。一度通ったマスには進めません。

①

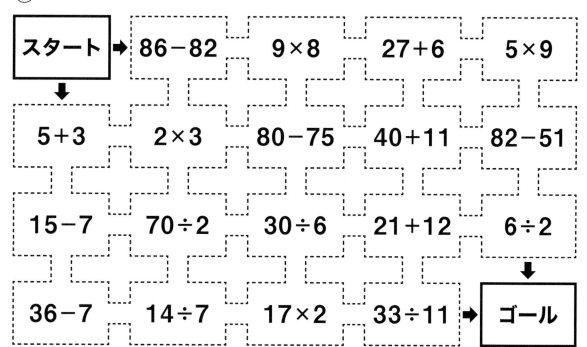

②

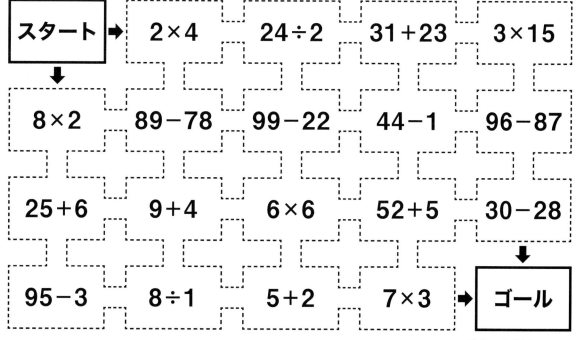

答え ▶ P.111

61 四字熟語ジグソー

● ちぎれてしまった四字熟語を答えましょう。文字の順序がバラバラなものもあります。正しい順序で書きましょう。

①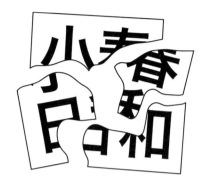

④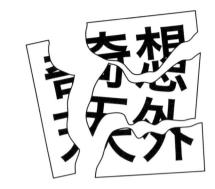

②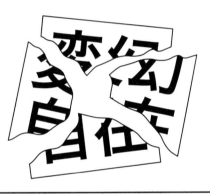

⑤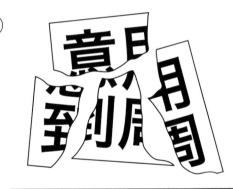

③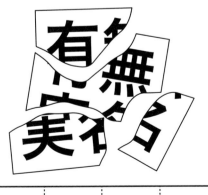

⑥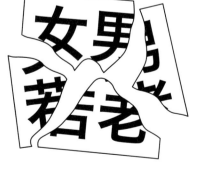

66

答え ▶ P.112

62 計算ぬり絵

●計算の答えが下のようになるマスをぬり、最後に現れるひらがなを書きましょう。

① 答えが**4**になるマスをぬりましょう。

現れる文字

5−4	7＋1	2＋4	1×9	8＋2	9−7	9−3	6÷6
5＋5	1＋3	9÷3	3÷3	8÷4	9−5	6＋4	5＋9
9−5	8÷2	6−2	1＋6	5−1	2×2	3＋1	9−1
6−1	2＋2	4×6	4÷2	3×8	1＋3	4×6	7×3
8−4	4÷1	3＋1	7＋7	2＋2	4÷1	8−4	7÷1
2＋7	5−1	6÷2	5−4	9＋8	8÷2	1＋4	8×8
8−2	8−4	2×4	9−5	7×1	6−2	6−4	5−1
6＋1	4×1	2×2	8÷4	7−2	1×4	2×2	8＋3

② 答えが**2か8**になるマスをぬりましょう。

現れる文字

7＋4	3＋9	8÷1	5＋1	8−7	4＋1	3−1	1×1
5−4	4−2	6×7	8−3	3×4	1×8	7−5	6＋2
8−6	2＋5	2÷2	8×7	3÷1	5÷5	1＋1	6÷2
5−3	4×8	8＋4	3＋2	1＋6	2÷1	3＋5	4×2
2×1	4÷4	4−1	9−8	6−5	4×6	8÷4	9−6
9−1	7＋7	6×2	9×7	3×1	4＋4	1×2	3×8
4×4	5＋3	9÷3	4÷1	8×1	5＋5	2＋6	2×4
6÷1	5−2	7＋1	3＋2	8−1	4÷2	5−2	7÷1

正しいマスがぬれていれば正解です。

答え ▶ P.112

数かぞえ

● 食べものの各個数と、それらを足した合計数を答えましょう。

①

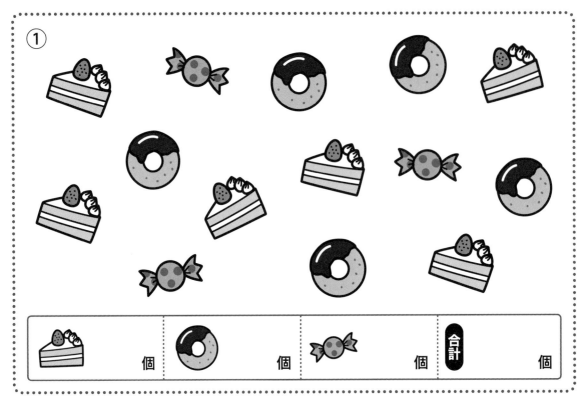

| 個 | 個 | 個 | 合計 個 |

②

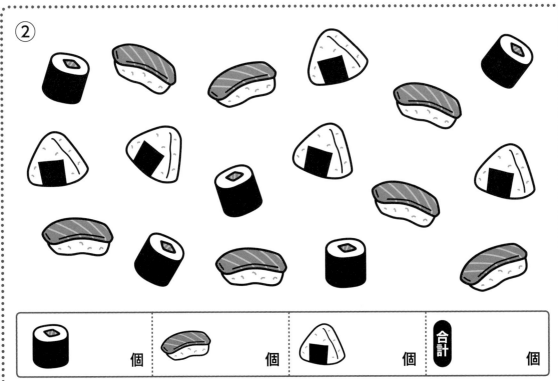

| 個 | 個 | 個 | 合計 個 |

答え ▶ P.112

64 漢字合体パズル

●バラバラになったピースを合体してできる漢字1字を書きましょう。

①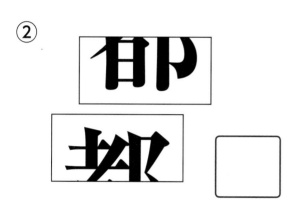

②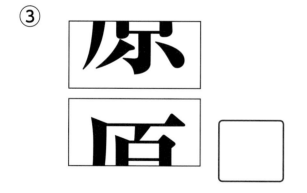

③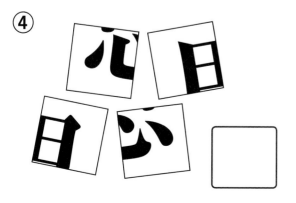

④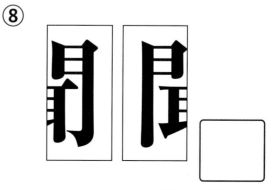

⑤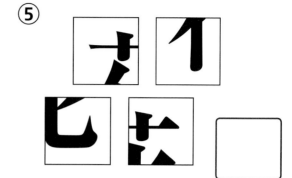

⑥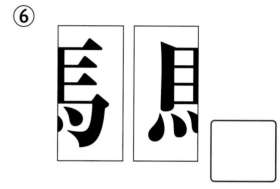

⑦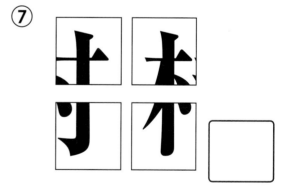

⑧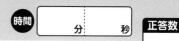

答え ▶ P.112

69

時間 　分　　秒 　正答数 /22

65 穴あき計算

● □にあてはまる数を書きましょう。

① $16 - \square = 9$

② $4 + \square = 10$

③ $\square \div 9 = 5$

④ $15 - \square = 6$

⑤ $\square \times 6 = 12$

⑥ $7 + \square = 16$

⑦ $\square \div 8 = 3$

⑧ $\square \times 4 = 24$

⑨ $13 + \square = 18$

⑩ $\square \div 3 = 4$

⑪ $14 - \square = 6$

⑫ $\square \times 8 = 56$

⑬ $\square + 6 = 18$

⑭ $15 - \square = 11$

⑮ $36 \div \square = 6$

⑯ $\square \times 5 = 40$

⑰ $17 + \square = 20$

⑱ $\square + 7 = 18$

⑲ $12 - \square = 3$

⑳ $64 \div \square = 8$

㉑ $\square + 4 = 11$

㉒ $9 \times \square = 54$

答え ▶ P.112

月　　日

仲間はずれ探し

●下の絵の中に、<u>1つだけ違うもの</u>があります。それを探して〇で囲みましょう。

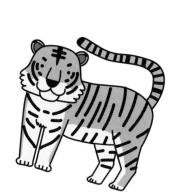
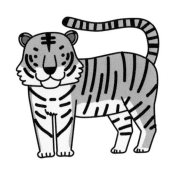
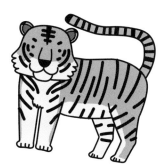
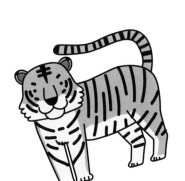
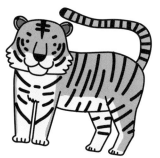
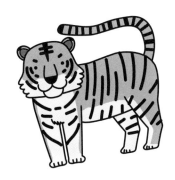
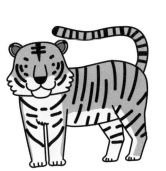
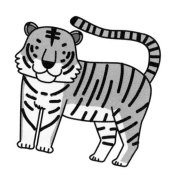
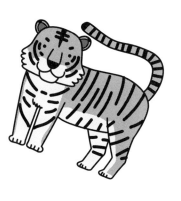
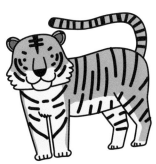

答え ▶ P.113

67 県庁所在地パズル

● リストの字を選び、県庁所在地を答えましょう。

① 福岡県 ［　　｜　　］市　　　⑦ 広島県 ［　　｜　　］市

② 福島県 ［　　｜　　］市　　　⑧ 山梨県 ［　　｜　　］市

③ 熊本県 ［　　｜　　］市　　　⑨ 長野県 ［　　｜　　］市

④ 宮城県 ［　　｜　　］市　　　⑩ 千葉県 ［　　｜　　］市

⑤ 宮崎県 ［　　｜　　］市　　　⑪ 岩手県 ［　　｜　　］市

⑥ 三重県 ［　　］市　　　⑫ 鳥取県 ［　　｜　　］市

リスト

葉　広　長　崎　府　岡　取
福　千　仙　島
甲　台　鳥　熊　野
福　宮　津　岡　島　盛　本

答え ▶ P.113

68 お金足し算

●お金の合計額を答えましょう。

①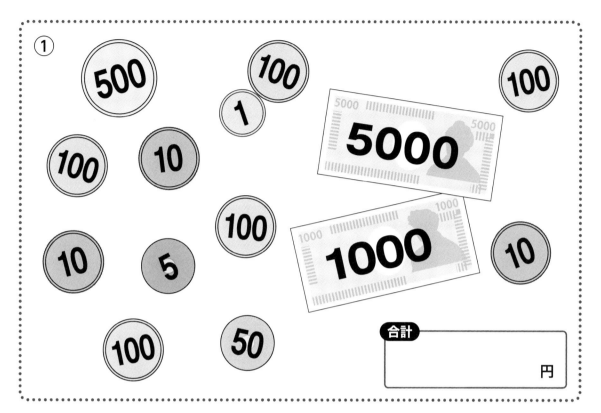

合計
円

②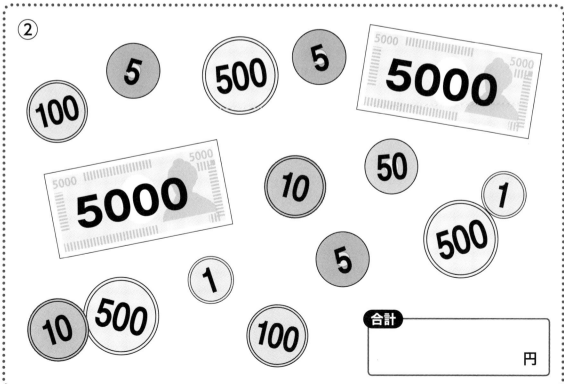

合計
円

答え ▶ P.113

慣用句パズル

●□にあてはまる1字をリストから選び、慣用句を完成させましょう。

① お □ を濁す

② □ を仇（あだ）で返す

③ 蚊帳の □

④ 心を □ にする

⑤ 言葉の □

⑥ □ にする

⑦ 手 □ にかける

⑧ 二の □ を踏む

⑨ □ が立たない

⑩ □ を持たせる

⑪ □ の打ち所がない

⑫ 火の □

⑬ □ に流す

⑭ □ を張る

リスト

外　茶　塩　車

袖　足　山　綾（あや）　歯

恩　花　鬼　非　水

答え ▶ P.113

70 サイコロの目の合計

● サイコロの目のそれぞれの合計を答えましょう。（例／ が5個なら合計10）

   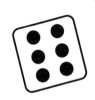

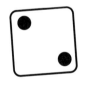   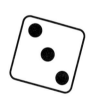
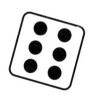 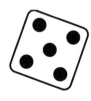 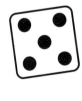

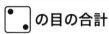 の目の合計	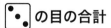 の目の合計	の目の合計
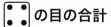 の目の合計	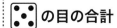 の目の合計	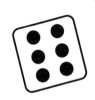 の目の合計

答え ▶ P.114

71 四字熟語パズル

●漢字を正しく並べ替えて、□に四字熟語を書きましょう。また、その読みを書きましょう。

① 往 往 右 左

読み（　　　　　　　　）

② 行 実 言 有

読み（　　　　　　　　）

③ 終 始 一 部

読み（　　　　　　　　）

④ 律 反 背 二

読み（　　　　　　　　）

⑤ 余 曲 紆 折

読み（　　　　　　　　）

⑥ 一 一 進 退

読み（　　　　　　　　）

⑦ 未 前 到 人

読み（　　　　　　　　）

⑧ 止 笑 万 千

読み（　　　　　　　　）

⑨ 伝 以 心 心

読み（　　　　　　　　）

⑩ 否 論 両 賛

読み（　　　　　　　　）

答え ▶ P.114

月　日

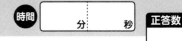

●筆算で計算しましょう。

①
```
   1 5
 + 4 3
```

②
```
   7 4
 + 2 6
```

③
```
   6 8
 + 8 9
```

④
```
   7 6
 - 2 0
```

⑤
```
   4 7
 - 1 9
```

⑥
```
   9 2
 - 4 6
```

⑦
```
   3 2
 × 2 4
```

⑧
```
   2 9
 × 5 7
```

⑨
```
   8 3
 × 6 3
```

73 イラスト間違い探し

●下の絵には7か所、上と異なる部分があります。それを探して○で囲みましょう。

間違い
7か所

正

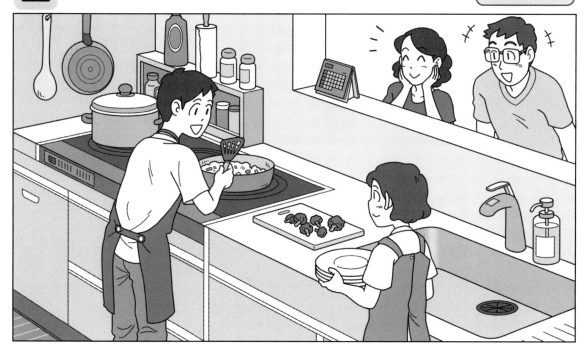

誤

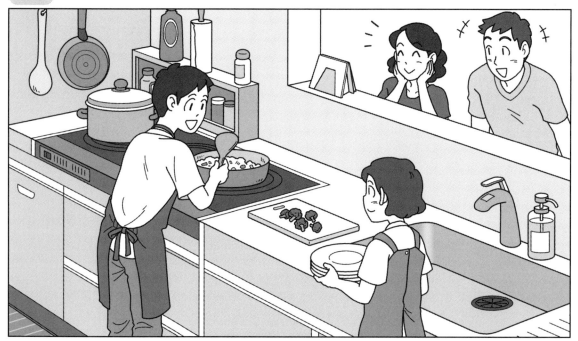

答え ▶ P.115

月　　日

イラスト足し算

● 下の数字をもとに、合計の数を答えましょう。

 は **2**　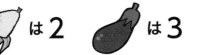 は **3**　 は **5**　 は **1**

①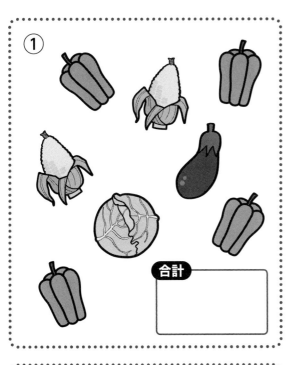

合計

②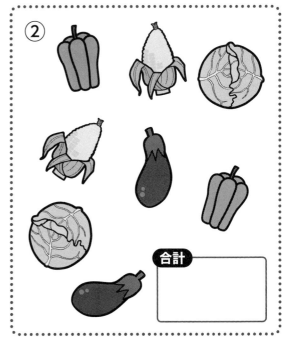

合計

③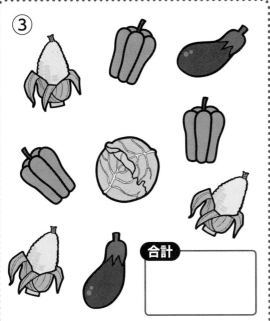

合計

④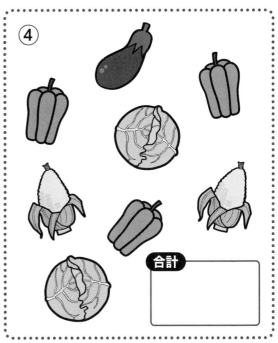

合計

答え ▶ P.115

●あてはまる漢字パーツを書き、熟語を完成させましょう。

① 上　　兼

② 　後策

③ 先入　見

④ 千里　艮

⑤ 多妾氵

⑥ 厶丁　面

⑦ 　匕天気

⑧ 老　心

⑨ 用心　

⑩ 　欠馬

⑪ 無造　乍

⑫ 　囲気

答え ▶ P.115

● 上下左右のマスのうち、計算の答えがいちばん大きいマスを進んでゴールへ進みましょう。一度通ったマスには進めません。

①

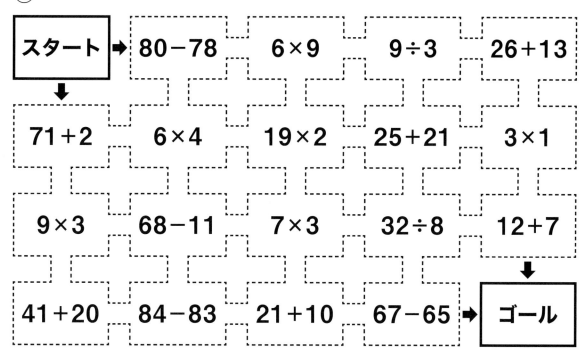

②

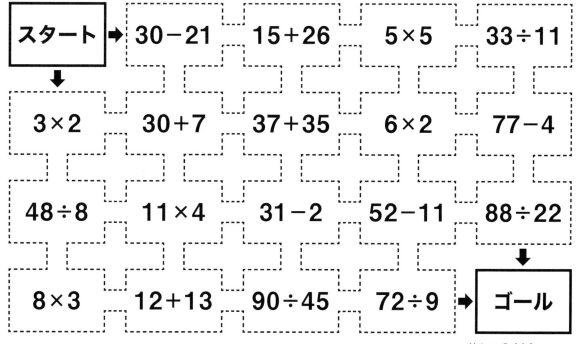

答え ▶ P.116

数かぞえ

●生き物それぞれの絵の数と、それらを足した合計数を答えましょう。

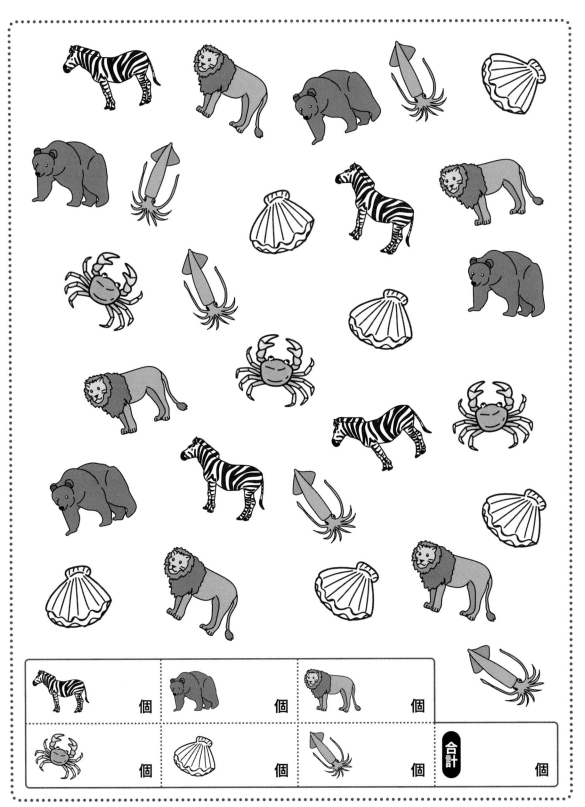

	個		個		個
	個		個		個 合計 個

答え▶ P.116

78 慣用句カードパズル

● カードの字を組み合わせて、慣用句を２つずつ作りましょう。

①

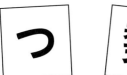 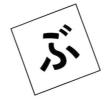

つ　勢　ぶ　破　の
の　て　竹　梨　い

②

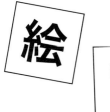 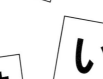

絵　い　が　に　高
鼻　描　いた　餅

答え ▶ P.116

月　　　日

時間　　分　　秒

正答数 /22

2つの数の計算

● 次の式を計算しましょう。

① $12 - 6 =$ ☐

② $9 \div 3 =$ ☐

③ $8 + 4 =$ ☐

④ $4 \times 8 =$ ☐

⑤ $6 \times 5 =$ ☐

⑥ $11 - 2 =$ ☐

⑦ $24 \div 8 =$ ☐

⑧ $8 + 7 =$ ☐

⑨ $7 \times 6 =$ ☐

⑩ $10 - 4 =$ ☐

⑪ $63 \div 9 =$ ☐

⑫ $4 + 5 =$ ☐

⑬ $11 - 7 =$ ☐

⑭ $2 \times 4 =$ ☐

⑮ $36 \div 6 =$ ☐

⑯ $9 \times 2 =$ ☐

⑰ $8 + 9 =$ ☐

⑱ $10 \div 5 =$ ☐

⑲ $13 - 8 =$ ☐

⑳ $5 - 4 =$ ☐

㉑ $7 + 7 =$ ☐

㉒ $9 \times 5 =$ ☐

答え ▶ P.116

80 違うピース探し

● 絵がバラバラのピースになりました。違うピース1つを記号で答えましょう。

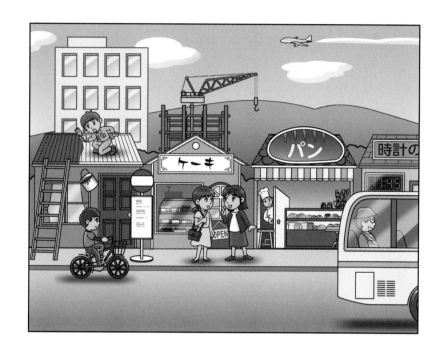

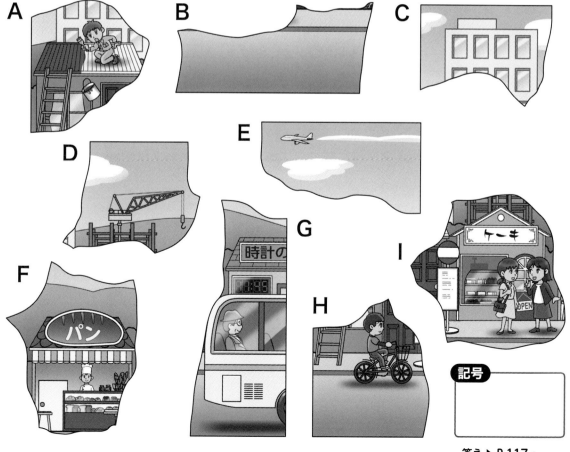

A

B

C

D

E

F

G

H

I

記号

時間　　分　　秒

正答数 ／8

81 漢字合体パズル

●バラバラになったピースを合体してできる漢字1字を書きましょう。

①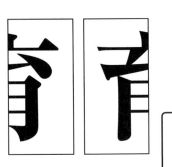

②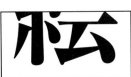

③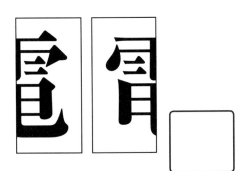

④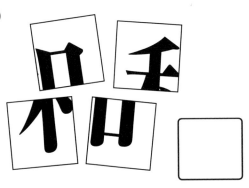

⑤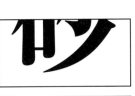

⑥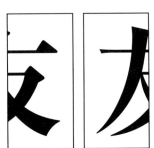

⑦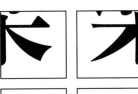

⑧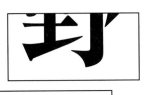

答え ▶ P.117

82 お金足し算

●お金の合計額を答えましょう。

①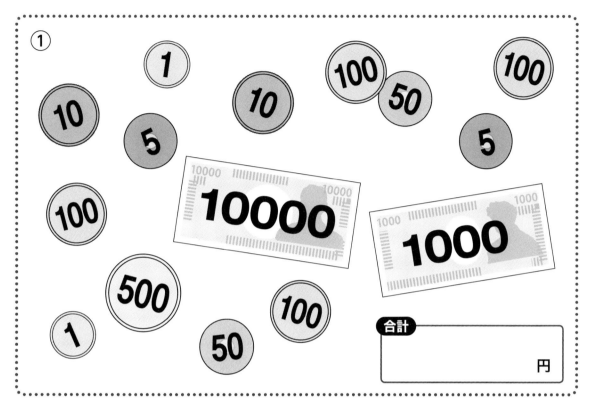

合計　　　　　　　　円

②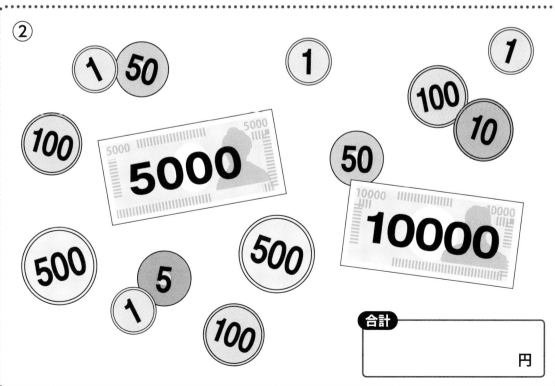

合計　　　　　　　　円

答え ▶ P.117

83 慣用句パズル

●□にあてはまる1字をリストから選び、慣用句を完成させましょう。

① 挙げ□の果て

② □飯前

③ 案の□

④ 裏□に出る

⑤ 顔に□を塗る

⑥ □に乗る

⑦ 根も□もない

⑧ 手に□を握る

⑨ 転ばぬ先の□

⑩ □が置けない

⑪ 車の両□

⑫ 合いの□を入れる

⑬ □を売る

⑭ 一か□か

リスト

目　句　杖(つえ)　油　葉　気　汗　八　手　泥　定　図　輪　朝

答え ▶ P.117

84 数かぞえ

● 各花の絵の数と、それらを足した合計数を答えましょう。

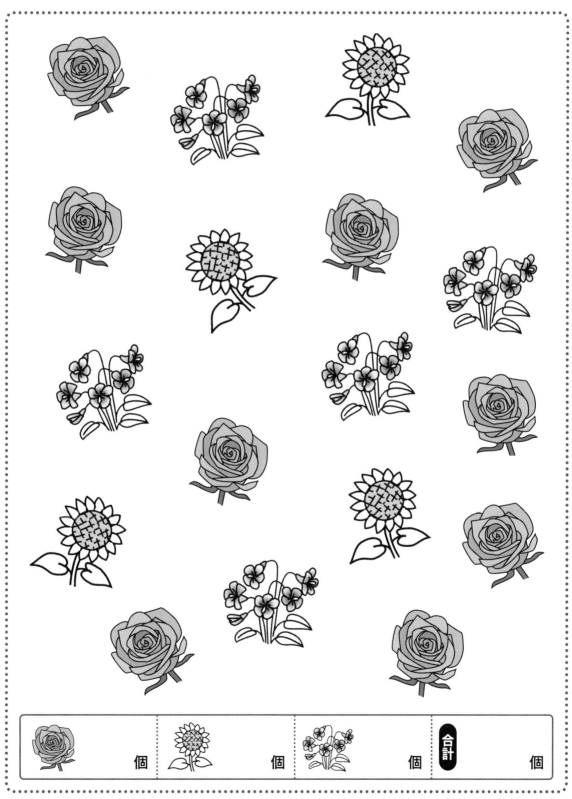

| | 個 | 個 | 個 | **合計** | 個 |

答え ▶ P.117

85 四字熟語ジグソー

● ちぎれてしまった四字熟語を答えましょう。文字の順序がバラバラなものもあります。正しい順序で書きましょう。

①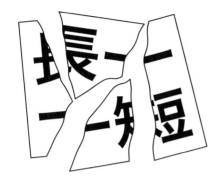

④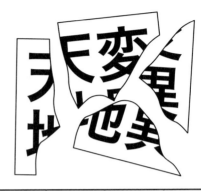

②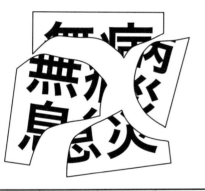

⑤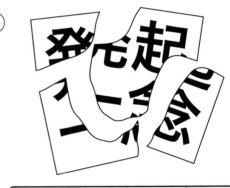

③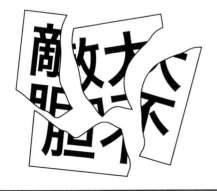

⑥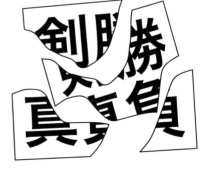

86 計算ぬり絵

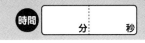

▲①②のぬるマスの合計 /49

● 計算の答えが下のようになるマスをぬり、最後に現れるアルファベットを書きましょう。

① 答えが9になるマスをぬりましょう。

現れる文字

1+1	4−2	9×8	4÷2	2×3	9+3	9−3	2+5
1+8	9÷1	8+1	8+9	3×3	3+5	1×8	8+1
9×1	9×9	6÷2	8−4	5+4	6−2	9÷3	4+5
3×3	4÷4	1+9	9×5	6+3	9×4	9+6	9÷1
6+3	5+4	3+6	3+8	2+7	9+8	6−5	9×1
7+2	5+3	9−8	4÷1	1×9	6÷2	8×1	3×3
4+5	7−3	9×4	5+2	7+2	2+5	9÷3	1×9
2+7	3+6	1×9	4−3	5÷5	3+6	1+8	8−4

② 答えが10か12になるマスをぬりましょう。

現れる文字

1+6	8−4	3×2	6−3	4−1	3×8	5−2	9+6
3×4	8+2	9+3	8÷1	2+2	4÷2	5+7	8−4
2×6	9×4	7−6	2×5	1×1	3+9	6÷1	6×2
4+8	3÷3	9×2	4×3	8÷4	8+4	4+7	5×3
7+5	1+9	5+5	2+5	2+9	3+7	7−3	7÷1
5×2	4−2	8÷2	8−2	9−8	2×5	7×6	5−1
4+6	9×2	1+8	5×6	6+7	4×3	9÷3	2+8
9+3	7÷7	8×3	4÷1	5−1	3+4	2×6	6+2

正しいマスがぬれていれば正解です。

答え▶P.118

87 同じ凧探し

● 見本と同じ凧が２つあります。探して○で囲みましょう。

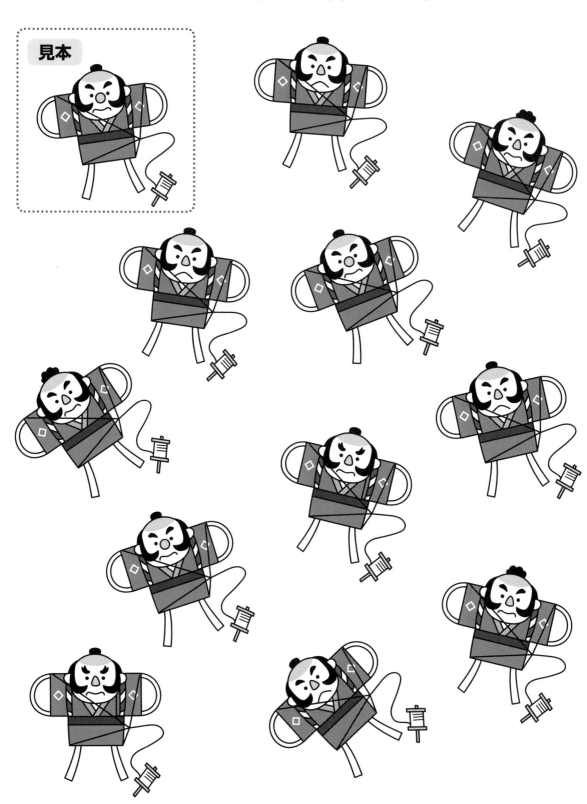

見本

答え ▶ P.118

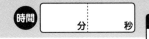 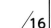
88 漢字パーツ

●あてはまる漢字パーツを書き、熟語を完成させましょう。

① 冬 ☐ 軍

② 不 思 議

③ 原 ☐ カ 力

④ 魚 市 場

⑤ 研 天 荒

⑥ 心 ☐ 支 本

⑦ 一 目 攻

⑧ 金 字 苔

⑨ 千 火 未

⑩ 登 音 門

⑪ 虫 壇 坦

⑫ 風 来 方

答え ▶ P.118

93

月　　日

●上下左右のマスのうち、計算の答えがいちばん大きいマスを進んでゴールへ進みましょう。一度通ったマスには進めません。

①

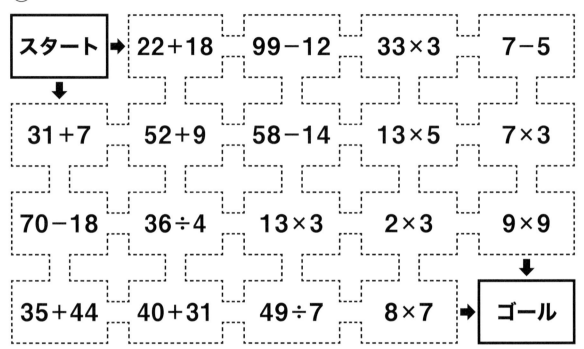

スタート →	22+18	99-12	33×3	7-5
31+7	52+9	58-14	13×5	7×3
70-18	36÷4	13×3	2×3	9×9
35+44	40+31	49÷7	8×7	→ ゴール

②

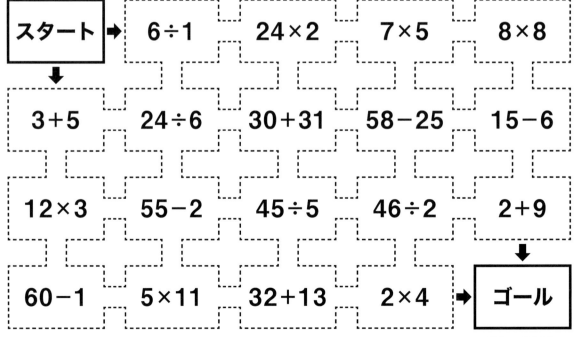

スタート →	6÷1	24×2	7×5	8×8
3+5	24÷6	30+31	58-25	15-6
12×3	55-2	45÷5	46÷2	2+9
60-1	5×11	32+13	2×4	→ ゴール

答え ▶ P.119

90 四字熟語パズル

●漢字を正しく並べ替えて、□に四字熟語を書きましょう。また、その読みを書きましょう。

① 一 一 会 期

読み（　　　　　　　　　）

② 生 死 回 起

読み（　　　　　　　　　）

③ 断 言 道 語

読み（　　　　　　　　　）

④ 和 衷 折 洋

読み（　　　　　　　　　）

⑤ 順 満 風 帆

読み（　　　　　　　　　）

⑥ 正 行 方 品

読み（　　　　　　　　　）

⑦ 変 化 千 万

読み（　　　　　　　　　）

⑧ 一 不 心 乱

読み（　　　　　　　　　）

⑨ 騎 当 一 千

読み（　　　　　　　　　）

⑩ 々 風 威 堂

読み（　　　　　　　　　）

答え ▶ P.119

解答

1

① **温故知新**
おんこちしん

② **一致団結**
いっちだんけつ

③ **朝三暮四**
ちょうさんぼし

④ **日進月歩**
にっしんげっぽ

⑤ **針小棒大**
しんしょうぼうだい

⑥ **喜怒哀楽**
きどあいらく

⑦ **異口同音**
いくどうおん

⑧ **古今東西**
ここんとうざい

⑨ **百発百中**
ひゃっぱつひゃくちゅう

⑩ **風林火山**
ふうりんかざん

2

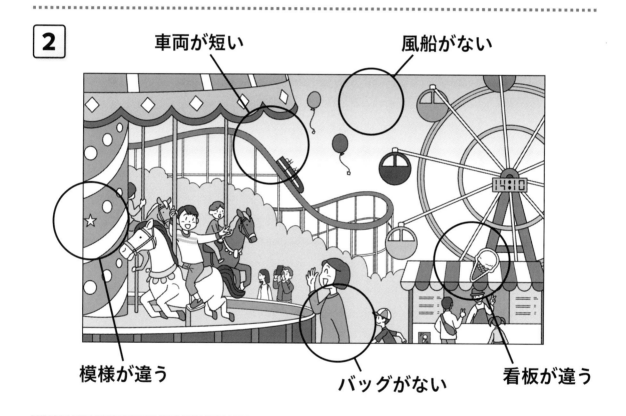

車両が短い
風船がない
模様が違う
バッグがない
看板が違う

3

● 3　　6　　12　　20　　15　　18

4

① 暑　② 算　③ 園　④ 海　⑤ 紫　⑥ 話　⑦ 明　⑧ 書

5

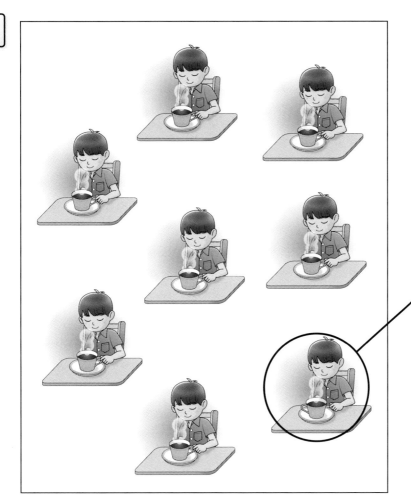

カップの
向きが逆

6

① 亀　　② 猫　　③ 犬　　④ 馬　　⑤ 虫　　⑥ 鯖（さば）　⑦ 雀（すずめ）

⑧ 鶴　　⑨ 蚊　　⑩ 狐　　⑪ 鼠（ねずみ）　⑫ 兎（うさぎ）　⑬ 牛　⑭ 魚

7

①
```
   33
+  24
─────
   57
```

②
```
   48
+  35
─────
   83
```

③
```
   79
+  61
─────
  140
```

④
```
   58
-  32
─────
   26
```

⑤
```
   63
-  29
─────
   34
```

⑥
```
   51
-  45
─────
    6
```

⑦
```
   17
×  54
─────
   68
   85
─────
  918
```

⑧
```
   25
×  28
─────
  200
   50
─────
  700
```

⑨
```
   31
×  67
─────
  217
  186
─────
 2077
```

8 ① 大器晩成　② 絶体絶命　③ 一刀両断

④ 弱肉強食　⑤ 青天白日　⑥ 厚顔無恥

9 ① 2622円　② 3481円

10 C

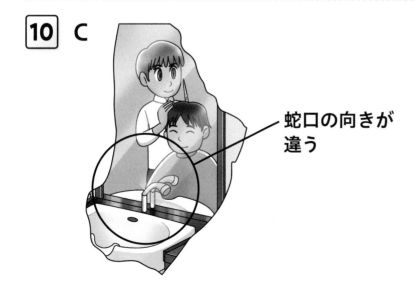

蛇口の向きが
違う

11

① 青森　② 那覇　③ 神戸　④ 山口　⑤ 高松　⑥ 松山

⑦ 京都　⑧ 金沢　⑨ 大津　⑩ 新潟　⑪ 徳島　⑫ 岐阜

12

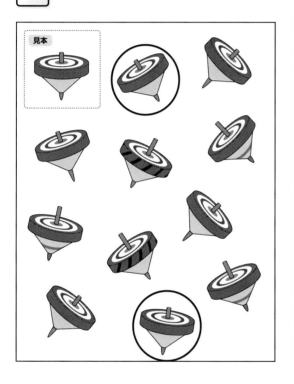

見本

13

①

🥕 6個　🥦 3個

🍅 4個　合計 13個

②

4個　🍆 6個

5個　合計 15個

14

① 鼻にかける　顎(あご)で使う

② 白紙にもどす　舌を巻く

15

① 7　② 72　③ 7　④ 15　⑤ 3　⑥ 21

⑦ 8　⑧ 2　⑨ 12　⑩ 54　⑪ 6　⑫ 11

⑬ 24　⑭ 15　⑮ 18　⑯ 7　⑰ 18　⑱ 12

⑲ 8　⑳ 13　㉑ 9　㉒ 25

16

① 松 竹 梅　② 集 中 力　③ 二 刀 流

④ 画 期 的　⑤ 無 制 限　⑥ 好 奇 心

⑦ 天 地 人　⑧ 影 武 者　⑨ 助 太 刀

⑩ 不 手 際　⑪ 卒 業 式　⑫ 博 物 館

17

① 緑　② 案　③ 望　④ 学　⑤ 島　⑥ 認　⑦ 国　⑧ 祝

18

① 現れる文字 **トリ**

1×1	3×1	6÷2	6÷6	5×4	7−6	8×1	9+3
2÷2	1+1	8÷2	2×3	9−4	9−7	6+2	8−6
8+7	3−1	5+9	7÷7	4×5	6−4	9×2	7−5
4×2	2×1	1×2	8×6	7−3	6÷3	5+4	1+1
2+9	4−2	3×6	8÷4	1×6	5÷5	9÷3	4−2
9−6	4÷2	2×7	9−2	3+3	1×9	5−5	8÷4
4−3	5−3	8×9	3+4	6÷1	2+3	1×2	5×1
5÷1	3+4	7−4	7−1	2×8	6÷2	7+3	9÷3

② 現れる文字 **コイ**

5+3	4÷2	8÷4	6×2	9−6	7−1	4×8	8×1
9−5	1×4	7−2	2×1	3+3	6÷2	8−3	7+4
8×4	5+5	2+2	3÷1	7−4	2+3	9−8	3×3
3÷1	9×3	3+2	9+2	9−4	1+4	8−7	4÷2
6+7	5−2	5×1	8÷8	9−7	8÷2	3+4	6÷3
2×1	8−7	6−1	2+6	4×3	5÷1	9÷3	4+8
2×2	8−4	7−3	8−2	5÷5	6−2	4+9	3+8
8+6	9+1	7+2	1÷1	6×3	5−4	9−3	8÷8

19

① 電光石火　② 試行錯誤　③ 単純明快

④ 優柔不断　⑤ 二人三脚　⑥ 神出鬼没

20

① 19　② 16　③ 18　④ 18

21

① 足　② 頭　③ 腰　④ 腕　⑤ 毛　⑥ 肩　⑦ 目

⑧ 顔　⑨ 尻　⑩ 肝　⑪ 腹　⑫ 胸　⑬ 爪　⑭ 指

22

① 2　② 3　③ 7　④ 11　⑤ 3　⑥ 16

⑦ 3　⑧ 5　⑨ 6　⑩ 30　⑪ 2　⑫ 7

⑬ 9　⑭ 28　⑮ 9　⑯ 5　⑰ 4　⑱ 11

⑲ 21　⑳ 4　㉑ 6　㉒ 4

23

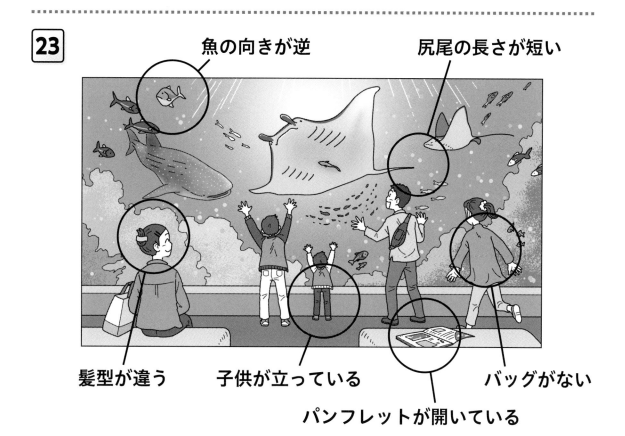

魚の向きが逆

尻尾の長さが短い

髪型が違う

子供が立っている

バッグがない

パンフレットが開いている

24

①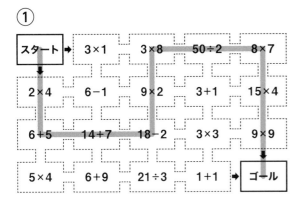

②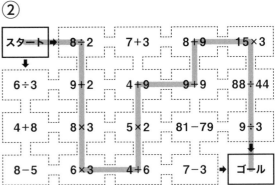

25

① 日用品　② 芸術家　③ 青写真

④ 未熟者　⑤ 安全性　⑥ 高気圧

⑦ 大自然　⑧ 屋根裏　⑨ 公文書

⑩ 指揮者　⑪ 優等生　⑫ 副作用

26

① 現れる文字 **上下**

6+1	1+9	6÷3	2+1	5×7	4-3	8-1	2×7
1+9	9-1	5×7	1×1	5+3	2×4	6+2	7-3
2×6	2+6	4+7	2+4	6+1	7+1	5-3	8÷2
8÷4	4×2	8÷1	8+2	7+7	9-1	4×2	5-3
6-1	1×8	9×9	6÷2	8×5	8÷1	2+3	4+7
2÷1	3+5	6+6	1×9	7-6	3+5	4×8	5÷5
4+4	1+7	8×1	7+6	4÷2	4+4	9-5	7-6
7+3	7-2	9÷3	3-2	1×4	6+8	4-1	5×9

② 現れる文字 **自己**

7+1	3+4	4÷2	3+2	8-1	9-2	9÷3	5×7
7-4	2+5	3÷1	1×9	2+4	5+3	3×1	7+4
1+2	5-4	1+6	4+7	5÷1	4×9	5+2	3+8
4-1	1×3	2+1	6÷3	7-4	6+1	7×1	9-8
6-3	4+8	1×3	8×5	2+1	8÷2	9÷9	3×9
1×7	7÷1	4+3	1+1	2+5	9-4	8-2	2+3
6+1	1×5	5-2	3÷3	3+4	7+8	6-3	5÷1
8-5	7-4	9-6	7×4	5-2	1×3	7-4	8+8

27

① 明鏡止水
めいきょうしすい

② 一日千秋
いちじつせんしゅう

③ 単刀直入
たんとうちょくにゅう

④ 危機一髪
ききいっぱつ

⑤ 疑心暗鬼
ぎしんあんき

⑥ 花鳥風月
かちょうふうげつ

⑦ 四面楚歌
しめんそか

⑧ 十人十色
じゅうにんといろ

⑨ 自業自得
じごうじとく

⑩ 五里霧中
ごりむちゅう

28 ① 580円　② 1180円　③ 1190円

29

① 町　② 根　③ 谷　④ 坂　⑤ 里　⑥ 筆　⑦ 駅　⑧ 整

30 ① 6　② 3　③ 4　④ 13　⑤ 7　⑥ 6

⑦ 13　⑧ 8　⑨ 4　⑩ 8　⑪ 6　⑫ 8

⑬ 27　⑭ 8　⑮ 6　⑯ 9　⑰ 6　⑱ 14

⑲ 2　⑳ 4　㉑ 3　㉒ 6

31 E

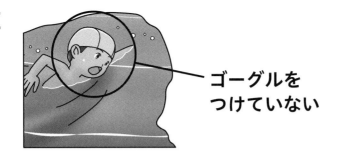

ゴーグsを
つけていない

32

① 松江　② 前橋　③ 福井　④ 横浜　⑤ 水戸　⑥ 静岡

⑦ 佐賀　⑧ 大阪　⑨ 札幌　⑩ 山形　⑪ 奈良　⑫ 大分

33　① 1943円　　② 4282円

34　① 水泡に帰す　　肩を並べる　　（順不同）

　　② へそを曲げる　　目がない

35

⊡ 4　　⊡ 10　　⊡ 9　　⊡ 8　　⊡ 25　　⊡ 24

36　① 自由自在　　② 森羅万象　　③ 半信半疑

　　④ 波乱万丈　　⑤ 千客万来　　⑥ 画竜点睛（がりょうてんせい）

37

①
$$
\begin{array}{r} 38 \\ +\ 22 \\ \hline \end{array}
$$
60

②
$$
\begin{array}{r} 42 \\ +\ 90 \\ \hline \end{array}
$$
132

③
$$
\begin{array}{r} 87 \\ +\ 73 \\ \hline \end{array}
$$
160

④
$$
\begin{array}{r} 96 \\ -\ 14 \\ \hline \end{array}
$$
82

⑤
$$
\begin{array}{r} 77 \\ -\ 27 \\ \hline \end{array}
$$
50

⑥
$$
\begin{array}{r} 81 \\ -\ 65 \\ \hline \end{array}
$$
16

⑦
$$
\begin{array}{r} 35 \\ \times\ 13 \\ \hline \end{array}
$$
105
35
455

⑧
$$
\begin{array}{r} 21 \\ \times\ 60 \\ \hline \end{array}
$$
0
126
1260

⑨
$$
\begin{array}{r} 72 \\ \times\ 49 \\ \hline \end{array}
$$
648
288
3528

38

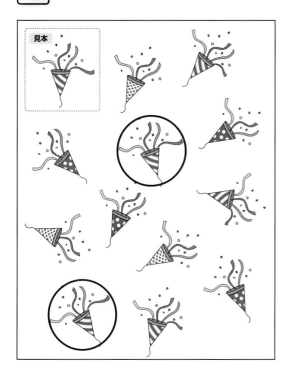

見本

39

① 22　② 19

③ 16　④ 24

40

① **大同小異**
だいどうしょうい

② **因果応報**
いんがおうほう

③ **東奔西走**
とうほんせいそう

④ **一朝一夕**
いっちょういっせき

⑤ **閑話休題**
かんわきゅうだい

⑥ **三寒四温**
さんかんしおん

⑦ **晴耕雨読**
せいこううどく

⑧ **諸行無常**
しょぎょうむじょう

⑨ **空前絶後**
くうぜんぜつご

⑩ **切磋琢磨**
せっさたくま

41

① **3**　② **14**　③ **7**　④ **5**　⑤ **7**　⑥ **11**

⑦ **6**　⑧ **12**　⑨ **8**　⑩ **5**　⑪ **11**　⑫ **8**

⑬ **42**　⑭ **6**　⑮ **27**　⑯ **8**　⑰ **6**　⑱ **2**

⑲ **8**　⑳ **3**　㉑ **9**　㉒ **7**

42

① 7個　 5個　 4個　 16個

② 4個　 6個　 4個　 14個

43

帽子をかぶっている

テントの入り口が
閉まっている

木の形が違う

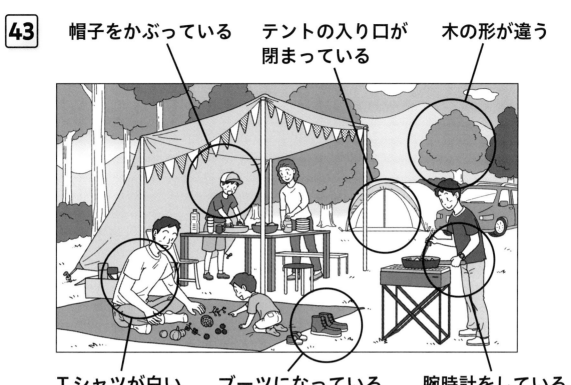

Tシャツが白い　　　ブーツになっている　　　腕時計をしている

44

①

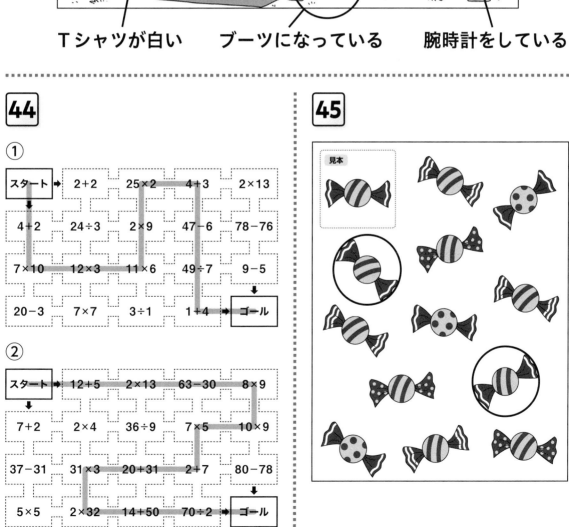

スタート →	2+2	25×2	4+3	2×13
4+2	24÷3	2×9	47−6	78−76
7×10	12×3	11×6	49÷7	9−5
20−3	7×7	3÷1	1+4 →	ゴール

②

スタート →	12+5	2×13	63−30	8×9
7+2	2×4	36÷9	7×5	10×9
37−31	31×3	20+31	2+7	80−78
5×5	2×32	14+50	70÷2 →	ゴール

45

見本

46

① 森 ② 服 ③ 重 ④ 時 ⑤ 西 ⑥ 茶 ⑦ 新 ⑧ 美

47 ① 5541円 ② 11523円

48

① 一心同体
いっしんどうたい

② 意気投合
いきとうごう

③ 七転八起
しちてんはっき

④ 馬耳東風
ばじとうふう

⑤ 臨機応変
りんきおうへん

⑥ 我田引水
がでんいんすい

⑦ 千差万別
せんさばんべつ

⑧ 前代未聞
ぜんだいみもん

⑨ 大義名分
たいぎめいぶん

⑩ 天地神明
てんちしんめい

49 3個　 4個　 7個　 5個

 6個　合計 25個

50

① 判 ② 匙(さじ) ③ 矢 ④ 紙 ⑤ 釜 ⑥ 枕 ⑦ 棚

⑧ 壺(つぼ) ⑨ 釘(くぎ) ⑩ 筆 ⑪ 縄 ⑫ 槍(やり) ⑬ 糸 ⑭ 板

51　① 56　② 8　③ 9　④ 4　⑤ 12　⑥ 27

　　⑦ 6　⑧ 10　⑨ 3　⑩ 13　⑪ 8　⑫ 7

　　⑬ 3　⑭ 6　⑮ 48　⑯ 5　⑰ 3　⑱ 17

　　⑲ 4　⑳ 6　㉑ 16　㉒ 11

52

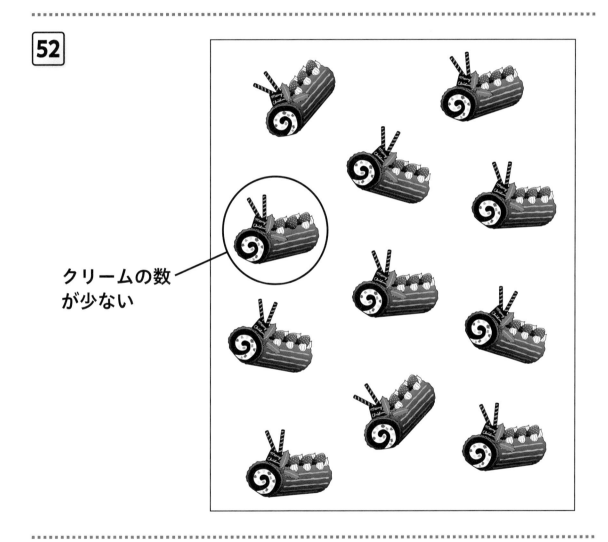

クリームの数
が少ない

53　① 一切合切　② 相思相愛　③ 海千山千

　　④ 付和雷同　⑤ 中途半端　⑥ 本末転倒

54

① 現れる文字 **21**

3+1	2×3	4+2	6+5	9−8	5+6	5+1	7÷1
3+3	3+4	5÷5	7−1	1+6	8÷4	8−2	5−4
5+1	4−2	1+8	9−3	2×8	6÷3	2×3	5+2
1×8	1+9	3×3	6×1	3+6	4÷2	3+3	8÷2
7+2	8+6	8−2	6−3	6×6	4×9	9−3	4+1
9×3	2+4	8−4	1+7	9+2	6−5	7−1	9÷3
6÷1	3÷1	2×7	3×4	3+9	5−1	4+2	1+7
1+5	3×2	1×6	9−3	4+4	6÷2	6÷1	3×9

② 現れる文字 **99**

2×5	8−7	5−4	9÷3	1+6	4+5	7+2	3×6
3×3	9−7	5+4	8÷1	2−1	7×3	6+3	7×2
9÷1	8−2	7+2	3×6	3+6	5−2	1+8	4÷2
2+2	1×1	6+3	5÷1	9−7	8+1	3−2	5−3
1×8	3+3	7−6	9+9	4×2	8+6	9×1	6×1
7+3	9+5	2+7	4−1	6×8	7÷1	5+4	5−3
5×5	2+6	1×9	7−3	8−4	1+7	6−5	6÷3
4−1	8÷2	1÷1	5×3	6+7	4×9	7−6	8+2

① 一石二鳥
いっせきにちょう

② 一網打尽
いちもうだじん

③ 誠心誠意
せいしんせいい

④ 才色兼備
さいしょくけんび

⑤ 呉越同舟
ごえつどうしゅう

⑥ 起承転結
きしょうてんけつ

⑦ 完全無欠
かんぜんむけつ

⑧ 自給自足
じきゅうじそく

⑨ 玉石混交
ぎょくせきこんこう

⑩ 雲散霧消
うんさんむしょう

56

車がない　バッグがななめがけ　紙袋に模様が入っている

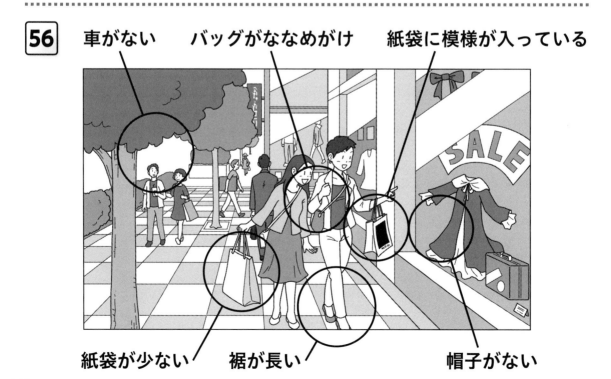

紙袋が少ない　裾が長い　帽子がない

57

① 英会話　② 衣食住　③ 再開発

④ 悪天候　⑤ 流星群　⑥ 度外視

⑦ 文化祭　⑧ 一張羅　⑨ 合言葉

⑩ 色眼鏡　⑪ 生返事　⑫ 風物詩

58

① 1520円　② 1450円　③ 1580円

59

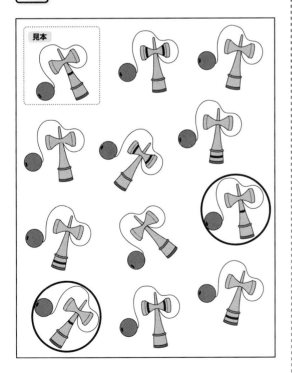

60

①

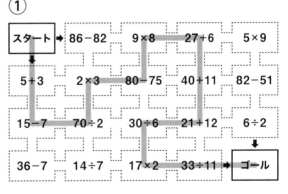

②

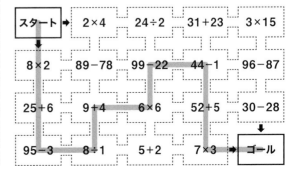

61

① 小春日和　② 変幻自在　③ 有名無実

④ 奇想天外　⑤ 用意周到　⑥ 老若男女

62

① 現れる文字 **もも**

5-4	7+1	2+4	1×9	8+2	9-7	9-3	6÷6
5+5	1+3	9÷3	3÷3	8÷4	9-5	6+4	5+9
9-5	8÷2	6-2	1+6	5-1	2×2	3+1	9-1
6-1	2+2	4×6	4÷2	3×8	1+3	4×6	7×3
8-4	4÷1	3+1	7+7	2+2	4÷1	8-4	7÷1
2+7	5-1	6÷2	5-4	9+8	8÷2	1+4	8×8
8-2	8-4	2×4	9-5	7×1	6-2	6-4	5-1
6+1	4×1	2×2	8÷4	7-2	1×4	2×2	8+3

② 現れる文字 **くま**

7+4	3+9	8÷1	5+1	8-7	4+1	3-1	1×1
5-4	4-2	6×7	8-3	3×4	1×8	7-5	6+2
8-6	2+5	2÷2	8×7	3÷1	5÷5	1+1	6÷2
5-3	4×8	8+4	3+2	1+6	2÷1	3+5	4×2
2×1	4÷4	4-1	9-8	6-5	4×6	8÷4	9-6
9-1	7+7	6×2	9×7	3×1	4+4	1×2	3×8
4×4	5+3	9÷3	4÷1	8×1	5+5	2+6	2×4
6÷1	5-2	7+1	3+2	8-1	4÷2	5-2	7÷1

63

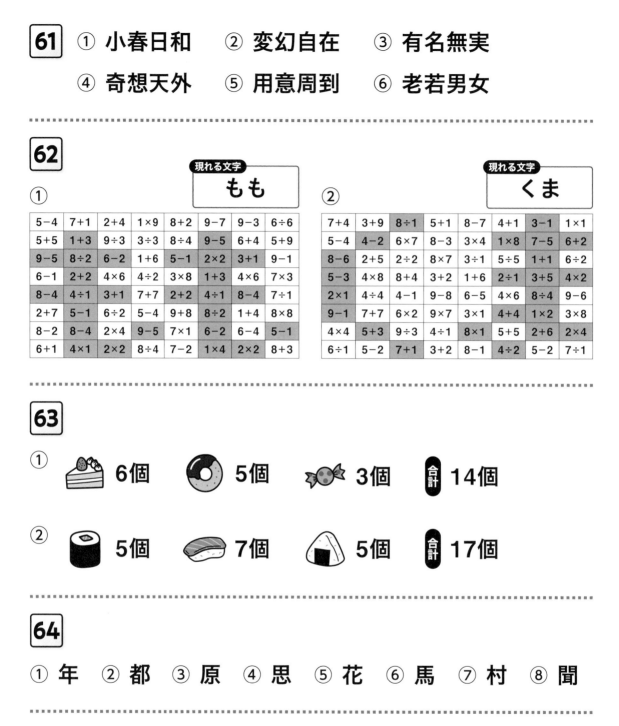

① 🍰 6個　🍩 5個　🍬 3個　合計 14個

② 🍣 5個　🍣 7個　🍙 5個　合計 17個

64

① 年　② 都　③ 原　④ 思　⑤ 花　⑥ 馬　⑦ 村　⑧ 聞

65

① 7　② 6　③ 45　④ 9　⑤ 2　⑥ 9

⑦ 24　⑧ 6　⑨ 5　⑩ 12　⑪ 8　⑫ 7

⑬ 12　⑭ 4　⑮ 6　⑯ 8　⑰ 3　⑱ 11

⑲ 9　⑳ 8　㉑ 7　㉒ 6

66

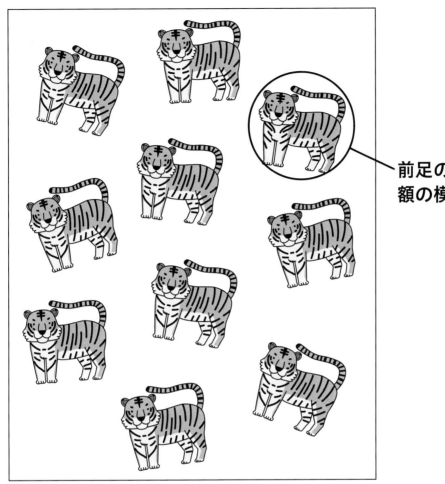

前足の縞模様と
額の模様が違う

67

① 福岡　② 福島　③ 熊本　④ 仙台　⑤ 宮崎　⑥ 津

⑦ 広島　⑧ 甲府　⑨ 長野　⑩ 千葉　⑪ 盛岡　⑫ 鳥取

68　① 7086円　　② 11787円

69

① 茶　② 恩　③ 外　④ 鬼　⑤ 綾　⑥ 袖　⑦ 塩

⑧ 足　⑨ 歯　⑩ 花　⑪ 非　⑫ 車　⑬ 水　⑭ 山

70

⚀ 2   ⚁ 4   ⚂ 15   ⚃ 12   ⚄ 30   ⚅ 36

71

① 右往左往
うおうさおう

② 有言実行
ゆうげんじっこう

③ 一部始終
いちぶしじゅう

④ 二律背反
にりつはいはん

⑤ 紆余曲折
うよきょくせつ

⑥ 一進一退
いっしんいったい

⑦ 前人未到
ぜんじんみとう

⑧ 笑止千万
しょうしせんばん

⑨ 以心伝心
いしんでんしん

⑩ 賛否両論
さんぴりょうろん

72

①
$$15 + 43 = 58$$

②
$$74 + 26 = 100$$

③
$$68 + 89 = 157$$

④
$$76 - 20 = 56$$

⑤
$$47 - 19 = 28$$

⑥
$$92 - 46 = 46$$

⑦
$$\begin{array}{r} 32 \\ \times 24 \\ \hline 128 \\ 64 \\ \hline 768 \end{array}$$

⑧
$$\begin{array}{r} 29 \\ \times 57 \\ \hline 203 \\ 145 \\ \hline 1653 \end{array}$$

⑨
$$\begin{array}{r} 83 \\ \times 63 \\ \hline 249 \\ 498 \\ \hline 5229 \end{array}$$

73

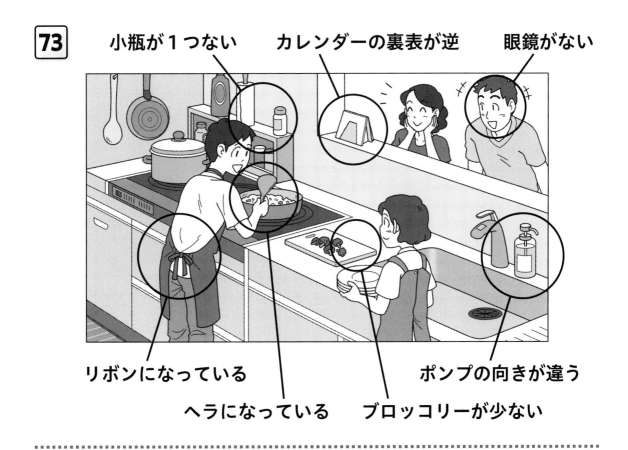

小瓶が１つない

カレンダーの裏表が逆

眼鏡がない

リボンになっている

ヘラになっている

ブロッコリーが少ない

ポンプの向きが違う

---

74 ① 16　② 22　③ 20　④ 20

75

① 上機嫌　② 善後策　③ 先入観

④ 千里眼　⑤ 多数決　⑥ 仏頂面

⑦ 能天気　⑧ 老婆心　⑨ 用心棒

⑩ 野次馬　⑪ 無造作　⑫ 雰囲気

76

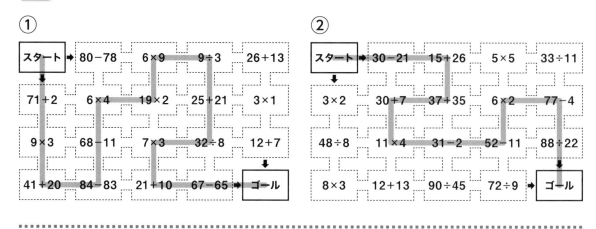

①
スタート →	80－78	6×9	9÷3	26＋13
71＋2	6×4	19×2	25＋21	3×1
9×3	68－11	7×3	32÷8	12＋7
41＋20	84－83	21＋10	67－65 →	ゴール

②
スタート →	30－21	15＋26	5×5	33÷11
3×2	30＋7	37＋35	6×2	77－4
48÷6	11×4	31－2	52－11	88÷22
8×3	12＋13	90÷45	72÷9	ゴール

77

 4個　 4個　 5個　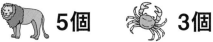 3個

 6個　 5個　 27個

78

① 破竹の勢い　　梨のつぶて　　（順不同）

② 絵に描いた餅　　鼻が高い

79

① 6　② 3　③ 12　④ 32　⑤ 30　⑥ 9

⑦ 3　⑧ 15　⑨ 42　⑩ 6　⑪ 7　⑫ 9

⑬ 4　⑭ 8　⑮ 6　⑯ 18　⑰ 17　⑱ 2

⑲ 5　⑳ 1　㉑ 14　㉒ 45

80 F

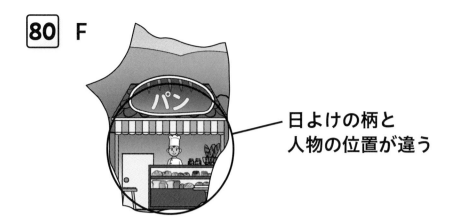

日よけの柄と
人物の位置が違う

81

① 育　② 絵　③ 電　④ 和　⑤ 砂　⑥ 友　⑦ 楽　⑧ 野

82　① 12032円　② 16419円

83

① 句　② 朝　③ 定　④ 目　⑤ 泥　⑥ 図　⑦ 葉

⑧ 汗　⑨ 杖（つえ）　⑩ 気　⑪ 輪　⑫ 手　⑬ 油　⑭ 八

84　9個　4個　5個　合計 18個

85　① 一長一短　② 無病息災　③ 大胆不敵

④ 天変地異　⑤ 一念発起　⑥ 真剣勝負

① 現れる文字 **EU**

1+1	4−2	9×8	4÷2	2×3	9+3	9−3	2+5
1+8	9÷1	8+1	8+9	3×3	3+5	1×8	8+1
9×1	9×9	6÷2	8−4	5+4	6−2	9÷3	4+5
3×3	4÷4	1+9	9×5	6+3	9×4	9+6	9÷1
6+3	5+4	3+6	3+8	2+7	9+8	6−5	9×1
7+2	5+3	9−8	4÷1	1×9	6÷2	8×1	3×3
4+5	7−3	9×4	5+2	7+2	2+5	9÷3	1×9
2+7	3+6	1×9	4−3	5÷5	3+6	1+8	8−4

② 現れる文字 **PC**

1+6	8−4	3×2	6−3	4−1	3×8	5−2	9+6
3×4	8+2	9+3	8÷1	2+2	4÷2	5+7	8−4
2×6	9×4	7−6	2×5	1×1	3+9	6÷1	6×2
4+8	3÷3	9×2	4×3	8÷4	8+4	4+7	5×3
7+5	1+9	5+5	2+5	2+9	3+7	7−3	7÷1
5×2	4−2	8÷2	8−2	9−8	2×5	7×6	5−1
4+6	9×2	1+8	5×6	6+7	4×3	9÷3	2+8
9+3	7÷7	8×3	4÷1	5−1	3+4	2×6	6+2

87

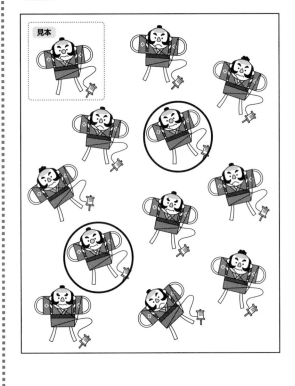

見本

88

① 冬 将 軍　② 不 思 議　③ 原 動 力

④ 魚 市 場　⑤ 破 天 荒　⑥ 心 技 体

⑦ 一 目 散　⑧ 金 字 塔　⑨ 千 秋 楽

⑩ 登 竜 門　⑪ 独 壇 場　⑫ 風 来 坊

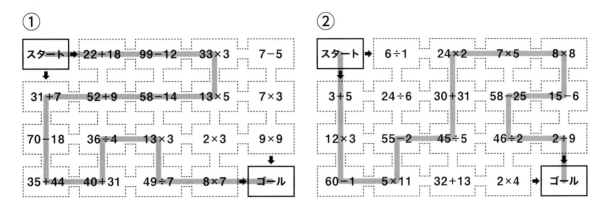

89

①

スタート →	22+18	99−12	33×3	7−5
31+7	52+9	58−14	13×5	7×3
70−18	36÷4	13×3	2×3	9×9
35+44	40+31	49÷7	8×7 →	ゴール

②

スタート →	6÷1	24×2	7×5	8×8
3+5	24÷6	30+31	58−25	15−6
12×3	55−2	45÷5	46÷2	2+9
60−1	5×11	32+13	2×4 →	ゴール

90

① **一期一会**
いちごいちえ

② **起死回生**
きしかいせい

③ **言語道断**
ごんごどうだん

④ **和洋折衷**
わようせっちゅう

⑤ **順風満帆**
じゅんぷうまんぱん

⑥ **品行方正**
ひんこうほうせい

⑦ **千変万化**
せんぺんばんか

⑧ **一心不乱**
いっしんふらん

⑨ **一騎当千**
いっきとうせん

⑩ **威風堂々**
いふうどうどう

学研脳トレ

川島隆太教授のらくらく脳体操
おもしろパズル 90日

2021年3月2日　　第1刷発行
2023年9月28日　　第5刷発行

監修者	川島隆太
発行人	土屋　徹
編集人	滝口勝弘
編集長	古川英二
発行所	株式会社Gakken
	〒141-8416　東京都品川区西五反田2-11-8
印刷所	中央精版印刷株式会社

STAFF

	編集制作	株式会社 エディット
	本文DTP	株式会社 アクト
	校正	奎文館
	イラスト	水野ゆうこ　さややん。　中山けーしょー
		株式会社総研　株式会社千里
		株式会社エディット（加納清花、堀あやか）

この本に関する各種お問い合わせ先

●本の内容については、下記サイトのお問い合わせフォームよりお願いします。
https://www.corp-gakken.co.jp/contact/
●在庫については　Tel 03-6431-1250（販売部）
●不良品（落丁・乱丁）については　Tel 0570-000577
学研業務センター
〒354-0045　埼玉県入間郡三芳町上富279-1
●上記以外のお問い合わせは　Tel 0570-056-710（学研グループ総合案内）

学研グループの書籍・雑誌についての新刊情報・詳細情報は、下記をご覧ください。
学研出版サイト　https://hon.gakken.jp/